H. Becker W. B. Peeling (Hrsg.)

Fortschritte in Diagnostik und Therapie des Prostatakarzinoms

Springer
Berlin
Heidelberg
New York
Barcelona
Budapest
Hong Kong
London
Mailand
Paris
Tokyo

H. Becker W. B. Peeling (Hrsg.)

Fortschritte in Diagnostik und Therapie des Prostatakarzinoms

Mit Beiträgen von

O. Acar, J.E. Altwein, A.J.W. Goldschmidt, P. Hammerer, J. Hetherington, H. Huland, E. Kienle, S. Kirby, G. Lübben, D. Mulz, Y. Ogawa, H. Townsend, U.W. Tunn, J. Waxman, M. Wiesel

Mit 19 Abbildungen und 35 Tabellen

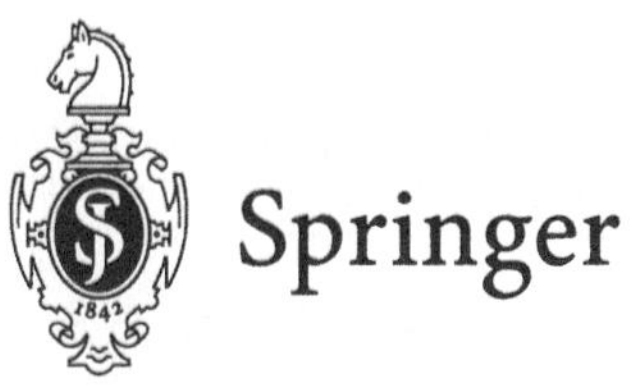

Springer

Professor Dr. med. Hermann Becker
Abteilung für Urologie, Marienkrankenhaus
Universität Hamburg, Akademisches Lehrkrankenhaus
Alfredstraße 9, 22087 Hamburg

Professor W. B. Peeling
South Gwent Health Unit
St. Woolos Hospital
131 Stow Hill
Newport, Gwent NP9 4SZ, Great Britain

ISBN-13:978-3-540-59123-8 e-ISBN-13:978-3-642-79669-2
DOI: 10.1007/978-3-642-79669-2

Die Deutsche Bibliothek - CIP-Einheitsaufnahme
Fortschritte in Diagnostik und Therapie des Prostatakarzinoms; mit 35 Tabellen / H. Becker und W.B. Peeling. Mit Beitr. von O. Acar... - Berlin; Heidelberg; New York; London; Paris; Tokyo; Hong Kong; Barcelona; Budapest: Springer, 1995
ISBN-13:978-3-540-59123-8
NE: Becker, Hermann [Hrsg.]; Acar, O.

Satz: RTS, Wiesenbach
SPIN: 10083482 21/3133-5 4 3 2 1 0 - Gedruckt auf säurefreiem Papier

Vorwort

Auf einem internationalen Symposium über das Prostatakarzinom wurden die neusten Erkenntnisse in der Diagnostik und Therapie von lokal begrenzten und von fortgeschrittenen Prostatakarzinomen vorgetragen und diskutiert.

Die Fortschritte auf dem Gebiet der Diagnostik durch Einführung der transrektalen Sonographie (TRUS), der PSA-Bestimmung und der sonographiegesteuerten Prostatabiopsien sowie eine Verbesserung der Operationsmethoden haben zu einem deutlichen Anstieg der radikalen Prostataoperationen geführt und damit die Chancen einer kurativen Heilung bei vielen Patienten verbessert. Die Statistik des Prostatakarzinoms hat sich dadurch allerdings noch wenig verändert, da noch immer zu wenig Männer die Chancen der Vorsorgeuntersuchung zur Früherkennung eines Prostatakarzinoms in einem kurativ behandelbaren Stadium nutzen. Ziel eines solchen Symposiums muß es sein, die möglichen Chancen einer Heilbarkeit des Prostatakrebses weiter zu verbreiten und damit mehr Patienten einer solchen kurativen Therapie zuzuführen.

Die überwiegende Mehrzahl der diagnostizierten Prostatakarzinome befindet sich bereits bei Diagnosestellung in einem fortgeschrittenen Stadium. Die in diesen Fällen eingesetzte Behandlung zeigt häufig eine dramatische Besserung des Tumorleidens, sie ist aber als Palliativ-Therapie zu verstehen. Die früher übliche Orchiektomie oder die in Deutschland obsolete Gabe von Östrogenen hat durch die Einführung der LH-RH-Analoga eine Bereicherung erfahren. Diese Therapie ist genauso sicher wie die Orchiektomie; gegenüber dem operativen Eingriff führt sie bei vielen Patienten zu einer erhöhten Lebensqualität. Die endgültige Beurteilung der additiven Antiandrogen-Behandlung steht noch aus. Zumindest im Falle von Knochenmetastasen scheint die Gabe von Antiandrogenen eine Verbesserung der Ergebnisse zu bringen.

Die neoadjuvante-endokrine Therapie vor einer radikalen Prostatektomie wird zur Zeit auch kontrovers diskutiert. Eine endgültige Beurteilung ist sicher erst nach einer Langzeitbeobachtung möglich.

Die hervorragend präsentierten Vorträge dieses Symposiums und die intensive Diskussion haben gezeigt, daß nur der internationale

Austausch von Erkenntnissen die Voraussetzung für die Verbesserung in der Therapie des Prostatakarzinoms schafft.

H. Becker

Inhaltsverzeichnis

Mitarbeiterverzeichnis

Acar, O., Dr. med.
Akademische Städtische Kliniken Offenbach
Urologische Klinik
Starkenburgring 66, 63069 Offenbach/Main

Altwein, J.E., Prof. Dr. med.
Chefarzt der Urologischen Abteilung
Krankenhaus der Barmherzigen Brüder
Romanstraße 93, 80639 München

Arbeitskreis für Onkologische Urologie Offenbach (A.O.U.)
Urologische Klinik der Städtischen Kliniken Offenbach
Akademisches Lehrkrankenhaus der Goethe-Universität
Starkenburgring 66, 63069 Offenbach/Main

Goldschmidt, A.J.W., Dr. med.
Medizinische Informatik und Biometrie
der Städtischen Kliniken Offenbach
und Tumorregister A.O.U. der Urologischen Klinik
Akademisches Lehrkrankenhaus der Goethe-Universität
Starkenburgring 66, 63069 Offenbach/Main

Hammerer, P., Dr. med.
Universitäts-Krankenhaus Eppendorf
Urologische Klinik und Poliklinik
Martinistraße 52, 20246 Hamburg

Hetherington, J., MD
Consultant Urologist
The Princess Royal Hospital
Hull, U. K.

Huland, H., Prof. Dr. med.
Direktor der Urologischen Klinik und Poliklinik
Universitäts-Krankenhaus Eppendorf
Martinistraße 52, 20246 Hamburg

Kienle, E., Dr. med.
Takeda Pharma GmbH
Viktoriaallee 3–5, 52066 Aachen

Kirby, S., MD
Consultant Urologist
St. Bartholomews Hospital
West Smithfield, London EX 1 ABE, U.K.

Lübben, G., Dr. med.
Takeda Pharma GmbH
Viktoriaallee 3–5, 52066 Aachen

Mulz, D., Prof. Dr. med.
Takeda Pharma GmbH
Viktoriaallee 3–5, 52066 Aachen

Ogawa, Y., Dr.
Senior Research Head
Research & Development Division
Takeda Chemical Ind., Ltd.,
17-85 Jusohonmachi 2chrome, Yodogara-ku, Osaka 532, Japan

Townsend, H., MD
The Princess Royal Hospital
Hull, U. K.

Tunn, U. W., Prof. Dr. med.
Direktor der Urologischen Klinik
der Städtischen Kliniken Offenbach
Akademisches Lehrkrankenhaus der Goethe-Universität
Starkenburgring 66, 63069 Offenbach/Main

Waxman, J., MD
Consultant Medical Oncologist
Postgraduate Medical School
Hammersmith Hospital
Du Cane Road, London W12 OHS, U.K.

Wiesel, M., Priv.-Doz. Dr. med.
Oberarzt der Urologischen Universitätsklinik
Zentrum für Chirurgie
Im Neuenheimer Feld 110, 69120 Heidelberg

Einführung und neue Aspekte zur Biologie des Prostatakarzinoms

H. Huland

Jüngste amerikanische Krebsstatistiken weisen das Prostatakarzinom, gleichauf mit dem Lungenkarzinom, als häufigste Krebsursache des Mannes aus. Dieser Tumor ist damit nach wie vor die größte Herausforderung für den onkologisch arbeitenden Urologen.

Vier Neuentwicklungen der letzten 10 Jahre haben dazu beigetragen, daß Fortschritte auf dem Gebiet des lokalisierten Prostatakarzinoms erzielt wurden, wie dies bei keinem anderen urologischen Tumor der Fall ist. Diese Fortschritte münden darin, daß die radikale Prostatektomie als kurative Maßnahme weltweit zunehmend durchgeführt wird.

Allen voran waren es die klassischen Arbeiten von Reiner und Walsh (1979) und von Walsh und Donker (1982), die aufgrund anatomischer Studien eine Operationstechnik der radikalen Prostatatektomie entwickelten, die mit einer erheblich reduzierten Mortalität und Morbidität durchgeführt werden kann. Diese Operationstechnik wurde unter dem Titel „Nerv- und potenzerhaltende Prostatektomie" bekannt. Ein ebenso wichtiger Fortschritt liegt aber darin, daß eine frühe Blutungskontrolle erzielt werden kann. Dadurch wird eine präzise Präparation möglich, die einerseits die Erhaltung der Kontinenz und der Potenz gestattet und andererseits positive Abtragungsränder vermeiden hilft.

Walsh und seine Mitarbeiter haben durch ihre Arbeiten andere stimuliert, die komplexe Anatomie des kleinen Beckens ebenfalls zu studieren. Ich werde in meinem Referat über die Morphologie der Prostata versuchen, all diese Erkenntnisse zusammenzufassen, soweit sie für eine schonende und gleichzeitig radikale Technik der radikalen Prostatatektomie notwendig sind.

Der zweite Fortschritt wurde durch die sorgfältigen Studien von McNeal und Stamey ermöglicht, die ein neues Verständnis der Tumorbiologie des Prostatakarzinoms begründen. Galt dieser Tumor noch vor 10 Jahren in seinem biologischen Verhalten als nahezu unberechenbar, so ergeben die Stanford-Studien, daß das Prostatakarzinom sich durch ein regelhaftes Wachstums auszeichnet, mit einer strengen Abhängigkeit der biologischen Aggressivität (wie Kapseldurchbruch, Samenblaseninfiltration, Metastasierung) vom Tumorvolumen.

Damit kann auch eine alte Kontroverse aufgeklärt werden, bedingt durch die Befunde, daß bei nahezu jedem zweiten 60jährigen Mann anläßlich von Autopsieuntersuchungen ein Prostatakarzinom gefunden wird, jedoch nur jeder hundertste 60jährige Mann klinisch ein manifestes Prostatakarzinom hat.

Franks hatte Mitte der 50er Jahre dieses Phänomen noch dahingehend interpretiert, daß es zwei qualitativ unterschiedliche Prostatakarzinom-tumorformen gibt. Dies führte in der Laienpresse dazu, von „Lämmern und Wölfen“ zu sprechen und Männer im Hinblick auf die Vorsorgeuntersuchung zu verunsichern. Heute stellt sich dieses Phänomen so dar, daß die Autopsietumoren der kleinvolumige Vorläufer eines extrem langsam wachsenden Prostatakarzinoms sind, das erst ab einem bestimmten Tumorvolumen, z. B. > 4 ccm, Metastasierungsfähigkeit entwickelt. Möglicherweise müssen all die kleinen Tumorinseln, die wir von Autopsiebefunden her bei älteren Männern kennen, nicht behandelt werden, sondern erst dann, wenn sie ein gewisses Volumen, z. B. 0,2 ccm erreichen, ein Volumen, was auch schon palpabel ist.

Die dritte Entwicklung ist die Einführung des prostataspezifischen Antigens durch Wang, dem wohl heute besten und interessantesten Tumormarker für solide Tumoren.

Die vierte Entwicklung betrifft die transrektale Sonographie, eingeführt durch die umfangreichen Studien von Watanabe, Lee, Frenzel-Beyme und anderen, die insbesondere durch die gleichzeitige neue Stanzbiopsietechnik mit der Biopsiepistole ihre diagnostische Bedeutung erhält.

Stanzbiopsien der Prostata sind somit unter Ultraschallkontrolle möglich und mit den dünnen Biopsienadeln der Stanzpistole so wenig für den Patienten belästigend, daß randomisierte Biopsien toleriert werden. Hierdurch wird nicht nur die diagnostische Effektivität erhöht, sondern es können wichtige Fragen für eine eventuelle radikale Prostatatektomie, wie Abschätzung des Tumorvolumens, die Dokumentation einer tumorfreien Prostataseite zur eventuellen nerverhaltenden Prostatatektomie, beantwortet werden.

Ich möchte an dieser Stelle betonen, daß trotz dieser Technologie der transrektale Finger immer noch ein wichtiges, um nicht zu sagen das beste Screeningverfahren darstellt.

Mit Hilfe unserer Studien konnten wir zeigen, daß der transrektale Finger ein signifikantes Prostatakarzinomvolumen nur in 8 % der Fälle übersieht; in nur 4 %, wenn gleichzeitig der PSA-Wert im Normbereich liegt.

Einem Gebiet des lokalisierten Prostatakarzinoms gebührt besondere Aufmerksamkeit.

Die Häufigkeit dieser Erkrankung, der im Prinzip gutartige Verlauf, die kostenintensiven diagnostischen und therapeutischen modernen Technologien, das relativ hohe Alter der Patienten bei der Erstdiagnose bewirken zwangsläufig, daß zwei Fragen immer häufiger aufgeworfen werden:

1. Ist die Vorsorgeuntersuchung (Screening) und die eventuelle konsekutive radikale Prostatatektomie für das Patientenüberleben sinnvoll?
2. Ist das Screening und die Behandlung des lokalisierten Prostatakarzinoms ökonomisch noch vertretbar?

Eine solche Diskussion, zu der heute eine Fülle von Daten vorliegen, ist kürzlich in der Zeitschrift ,,The Urologic Clincis of North America“ in hervorragender Weise von international renommierten Autoren abgehandelt worden.

Aus meiner Sicht könnte eine mögliche Antwort der hier diskutierten Fragen dahingehend lauten, daß das Tumorvolumen des lokalisierten, neu entdeckten Prostatakarzinoms noch exakter bestimmt werden sollte, um ein Overtreatment auf der einen Seite und eine Prostatatektomie bei Inkurabilität auf der anderen Seite zu vermeiden.

Wenn in viel diskutierten Studien der Wert der radikalen Prostatatektomie im Vergleich zu einem nichtbehandelten Patientenkollektiv geprüft und infrage gestellt wird, so muß man sicher gehen, daß sich in diesen Studien nicht ein hoher Prozentsatz von Patienten befindet, die ein so niedriges Tumorvolumen haben, daß sie in der Tat nicht behandelt gehören. Der Wert einer möglichen kurativen Maßnahme, wie die radikale Prostatatektomie, kann und muß verwischt werden, wenn sie an Patienten angewandt wird, die keiner Therapie bedürfen (z. B. mit Tumorvolumen < 0,2 ccm). Ebenso ist es zweifelhaft, wenn Patienten mit inkurablem Tumorvolumen (z. B. > 12 ccm) mit dieser Operation in kurativer Absicht behandelt werden, solange es keine effektive adjuvante Therapie gibt.

Ich bin sicher, ohne dies heute schon beweisen zu können, daß bei signifikantem Tumorvolumen, z. B. in dem Bereich von 0,2 bis 0,4 ccm, die radikale Prostatatektomie bei Patienten mit ausreichender Lebenserwartung eine sinnvolle Maßnahme ist, die sich dann auch an der verbesserten Überlebensrate der Patienten ablesen läßt. Studien, die dies prüfen, sind dringend erforderlich. Ebenso wie bildgebende Verfahren, die das Tumorvolumen noch besser quantifizieren können als die ultraschallgesteuerten randomisierten Stanzbiopsien. Schließlich fehlt ein effektives Therapeutikum zur adjuvanten Therapie.

Stellenwert von rektaler Palpation, PSA und transrektaler Sonographie

P. Hammerer und H. Huland

Einleitung

Die Arbeiten von McNeal et al. (1986, 1990) und Stamey et al. (1988) belegen, daß sich das Prostatakarzinom entsprechend seinem Tumorvolumen verhält. Vereinfacht kann man sagen, daß kleine Tumoren so gut wie immer gut differenziert sind und kein aggressives Wachstum in die Kapsel oder Samenblasen zeigen und auch nicht metastasieren, während mit größerem Tumorvolumen (z. B. > 4 cm^3) die Wahrscheinlichkeit zu infiltrieren und zu metastasieren stetig wächst.
Dies unterscheidet das Prostatakarzinom erheblich von anderen soliden Tumoren (z. B. Magen, Bronchial, Mamma), die auch bei kleinem Tumorvolumen Metastasierungsfähigkeit haben.

Akzeptiert man ferner die für das Prostatakarzinom spezifische, extrem langsame Wachstumsrate (1 Tumorverdopplungszeit gut differenzierter Tumoren ca. 1–2 Jahre), so wird klar, warum so viele – klinisch irrelevante – Prostatakarzinome in Autopsieserien bei älteren Männern (ca. 50 % aller 70jährigen) zu finden sind (Franks 1954; Jenson et al. 1960; McNeal et al. 1988).

Dieser „Autopsietumor“ ist nicht wie früher angenommen ein qualitativ anderer Tumortyp im Vergleich zum klinisch relevanten Tumortyp („Lämmer und Wölfe“), sondern nichts anderes als die Vorstufe eines langsam, regelhaft und stetig wachsenden Tumors, der erst bei größerem Tumorvolumen aggressiv und damit behandlungsbedürftig wird.

Für die Diagnostik – für das Screening wie für die Festlegung des Tumorstadiums – hat diese neue Sicht der Tumorbiologie des Prostatakarzinoms eine große Relevanz.

Selbstverständlich will und kann man nicht alle kleinsten Volumina (z. B. < 0.1 cm^3) des Prostatakarzinoms entdecken und damit jeden zweiten 65jährigen einer radikalen Prostatektomie zuführen.

Palpieren kann man aber bereits Knoten mit einem Volumen von 0.2 cm^3, eine Tumorgröße, die möglicherweise schon signifikantes Tumorvolumen darstellt.

Die Kenntnis des Tumorvolumens würde auch beim akkuraten Staging vor geplanter radikaler Prostatatektomie helfen, da Prostatakarzinome mit einem Tumorvolumen < 4 cm^3 so gut wie immer kurabel sind, bei einem Tumorvolumen > 12 cm^3 fast immer bereits Lymphknotenmetastasen vorliegen und damit inkurabel sind (Stamey et al. 1988; Kabalin et al. 1989). Unter dieser Voraussetzung müssen alle diagnostischen Verfahren dahingehend überprüft und bewertet werden, wie gut sie in der Lage sind, nicht nur den Tumor überhaupt zu erkennen, sondern auch das Tumorvolumen eines Prostatakarzinoms zu erfassen, um so eine Aussage über eine mögliche Metastasierung geben zu können. Eine solche Studie - z. B. mit der Frage, wie genau kann der palpierende Finger das Tumorvolumen beim Screening oder Staging abschätzen - war bislang nicht möglich, da das wirkliche Tumorvolumen erst gemessen werden kann, wenn die Prostata entfernt worden ist.

Heute bietet sich eine Methode an, das Prostatakarzinomvolumen abzuschätzen, ohne das ganze Organ entfernen zu müssen, nämlich die ultraschallgesteuerte randomisierte Stanzbiopsie mit 6 gezielt plazierten Stanzen pro Prostata. Die „Biopty"-Stanzpistole hat eine derart minimale Morbidität, daß dieses heute möglich ist (Hodge et al. 1989b).

Unsere Arbeitsgruppe verfügt wohl über die größte Zahl randomisierter Biopsien bei Patienten, die zur Vorsorge kommen, als auch bei solchen, die zum Staging vor radikaler Prostatatektomie untersucht worden sind.

Mit Hilfe dieser Ergebnisse können Spezifität und Sensitivität verschiedener Untersuchungsverfahren wie PSA, Sonographie (TRUS), rektaler Palpationsbefund, CT und NMR weitgehend sicher auch dann abgeschätzt werden, wenn die Prostata nicht entfernt und untersucht werden kann. So können wir einigermaßen sicher Fragen beantworten wie z. B.:

- Wie oft übersieht der palpierende Finger oder die transrektale Sonographie ein signifikantes Prostatakarzinom, wenn sich die Prostata diesbezüglich unauffällig darstellt?
- Wie oft liegt ein Prostatakarzinom mit signifikantem Tumorvolumen bei Patienten mit erhöhtem PSA oder einem suspekten Tastbefund vor?
- Wie gut kann die rektale Palpation, der PSA-Wert oder die transrektale Sonographie ein operables Stadium identifizieren.

Material und Methode

Screening

Bei 1020 Männern im Alter von 39–91 Jahre (mittl. Alter 65.6 Jahre) wurde zwischen August 1988 bis April 1991 eine rektale Prostatapalpation, eine transrektale Sonographie sowie die Bestimmung des Prostataspezifischen Antigens durchgeführt.

Der größte Teil der Patienten wurde durch niedergelassene Urologen zur Untersuchung überwiesen, 210 Patienten wurden aus anderen Kliniken bei ossären oder pulmonalen Metastasen zum Ausschluß eines primären Prostatakarzinoms vorgestellt.

Bei 712 Patienten im Alter von 40–89 Jahren (mittl. Alter 68.7 Jahre) wurde ein histologisches Mapping der Prostata durch randomisierte Stanzbiopsien aus dem Apex, der Mitte und der Basis der Prostata beidseits entnommen. Zeigte sich in der transrektalen Sonographie ein echoarmes Areal, wurde dieses zusätzlich punktiert.

Die Indikation zur Punktion wurde bei einem suspekten rektalen Tastbefund, bei einem erhöhten PSA-Wert (> 10 ng/ml, Hybritech-assay), einer suspekten transrektalen Sonographie (echoarmes Areal in der peripheren oder zentralen Zone) oder unbekannten ossären oder pulmonalen Metastasen gestellt.

Die rektale Palpation wurde in Knie-Ellbogenlage durchgeführt, der Tastbefund wurde klassifiziert in unauffällig, induriert, knotig und palpatorisch kapselüberschreitendes Wachstum.

Die Bestimmung des Prostataspezifischen Antigens (PSA) erfolgte mit dem monoklonalen Hybritech-assay. Die Blutentnahme wurde vor jeder Untersuchung durchgeführt.

Für die transrektale Prostatasonographie wurde das Bruel & Kjaer-Ultraschallgerät 1846 mit dem 7 MHz Fingertip-Schallkopf 8538 eingesetzt. Die Untersuchung der Prostata erfolgte in transversaler und sagittaler Schnittebene.

Die randomisierten Stanzbiopsien wurden in Links-Seitenlage entnommen. Für die Prostatabiopsie wurden 18 gauge Nadeln (Travenol) mit der Biopty-Stanzpistole (Fa. Radiplast) eingesetzt. Die Entnahme der sechs Stanzbiopsien wurde unter Ultraschallkontrolle in der sagittalen Ebene durchgeführt.

Die Vorbereitung zur Punktion beinhaltete lediglich die Gabe von Trimethoprim 160 mg/Sulfamethoxazol 800 mg 30 Minuten vor und 8 Stunden nach der Punktion und anschließend zweimal täglich für 3 Tage bei 278 Patienten. 434 Patienten erhielten Ofloxacin 200 mg 30 Minuten vor und 8 Stunden nach der Punktion.

Zeigte sich bei der histologischen Untersuchung der Stanzzylinder ein Prostatakarzinom, erfolgte das Grading entsprechend der Klassifizierung nach Böcking und Sommerkamp (Böcking et al. 1982). Um die möglichen Komplikationen der randomisierten Biopsie beurteilen zu können, erhielten die ersten 430 biopsierten Patienten einen Fragebogen. Erfragt wurden Auftreten und Dauer einer Makrohämaturie, Hämospermie, rektalen Blutung, Harnverhalt oder Schüttelfrost. Die Patienten wurden gebeten, täglich Temperatur zu messen.

Staging

Bei 103 Patienten mit einem histologisch gesicherten Prostatakarzinom wurde zwischen April 1988 und Juni 1990 die pelvine Lymphadenektomie mit vollständiger Dissektion der Obturator, Iliaca interna und externa Lymphknoten (Walsh 1986) durchgeführt.

Intraoperative Gefrierschnitte erfolgten bei allen Patienten mit makroskopisch auffälligen und unauffälligen Lymphknoten.

Bei Patienten mit negativen Lymphknoten im Schnellschnitt wurde die radikale Prostatatektomie nach einer modifizierten Walsh-Technik operiert (Stamey u. Kabalin 1989). Nach Entfernung der Prostata wurde die Oberfläche des Organs mit Tinte markiert, um so eine optimale Markierung der Abtragungsebenen zu erhalten.

Ließen sich im Schnellschnitt Lymphknotenmetastasen nachweisen, wurde lediglich bilateral orchiektomiert.

5 Patienten erhielten bereits vor der geplanten radikalen Prostatatektomie eine antiandrogene Medikation, bei 8 Patienten war eine transurethrale Resektion der Prostata bei benigner Prostatahyperplasie durchgeführt worden. Das Patientenalter schwankte zwischen 46–74 Jahren (mittl. Alter 65.4 Jahre).

Bei allen Patienten wurden präoperativ zur Beurteilung der Tumorausdehnung oder zum Nachweis einer Metastasierung folgende Untersuchungen durchgeführt:

Digitale rektale Palpation, Messung des PSA-Spiegels, transrektale Sonographie, Knochenszintigraphie, Röntgen-Thorax Aufnahme und i. v.-Urogramm.

Bei 63 Patienten erfolgte ein Computertomogramm (Somatom, Siemens), bei 52 Patienten ein Kernspintomogramm des Beckens (Magnetom, Siemens 1,5 Tesla).

Bei 71 Patienten lagen die Ergebnisse der ultraschallgesteuerten randomisierten Biopsie aus Apex, Mitte und Basis der Prostata beidseits vor.

Ergebnisse

Screening

Von den insgesamt 712 biopsierten Patienten wiesen 305 ein Prostatakarzinom auf (Tabelle 1).

60 % aller Karzinome (182/305) wurden als Grad II klassifiziert, 24 % (74/305) wiesen ein Grad I- und 16 % (49/305) ein Grad III-Prostatakarzinom auf.

Tabelle 1. Histologische Ergebnisse der 6 randomisierten Stanzbiopsien bei 712 Patienten

Prostatakarzinom	305/712
Grad 1	74 (24 %)
Grad 2	182 (60 %)
Grad 3	49 (16 %)
Dysplasie	73/712

Bei 73 Patienten zeigten sich histologisch lediglich dysplastische Veränderungen.

Nebenwirkungen

Die 6 randomisierten Stanzbiopsien wurden gut toleriert. 419 von 430 nachuntersuchten Patienten konnten in Hinblick auf Nebenwirkungen ausgewertet werden.

60 Patienten (14 %) gaben eine Makrohämaturie, die länger als 1 Tag bestand, an. 22 Patienten (5 %) wiesen eine Hämospermie auf. 8 Patienten (2 %) klagten über rektale Blutungen. Eine therapiebedürftige Blutung wurde in keinem Fall beobachtet.

Insgesamt entwickelten 3 Patienten eine Sepsis, die eine stationäre Aufnahme erforderlich machten. Diese Infektionen traten jedoch unter der Antibiotikaprophylaxe mit TMS auf, bei einer Prophylaxe mit Ofloxacin wurde bisher keine Infektion gesehen (Tabelle 2).

Bei 651 der 712 biopsierten Patienten lagen die Ergebnisse der PSA-Bestimmung, der transrektalen Sonographie und des Palpationsbefundes vor.

PSA

36 der 229 Patienten (16 %) mit einem PSA 0–3.99 ng/ml (Hybritech-assay) wiesen bei den randomisierten Biopsien ein Prostatakarzinom auf, bei Patienten mit einem PSA-Wert zwischen 4–10 ng/ml fanden sich bei 80/173 Patienten (46 %) und bei Patienten mit einem PSA > 10 ng/ml bei 176/249 (71 %) ein Prostatakarzinom (Tabelle 3).

Die Spezifität der PSA-Bestimmung für die Diagnostik des Prostatakarzinoms betrug bei einem Grenzwert von 4 ng/ml lediglich 54 % (193/359), die Sensitivität dieser Untersuchung lag bei 88 % (256/292).

Palpationsbefund

Wurden die Daten nur nach dem Tastbefund aufgeschlüsselt, so fanden sich bei Patienten mit einem palpatorischen Normalbefund der Prostata bei 8 % ein Prostatakarzinom, bei einer Induration zu 40 % und im klinischen Stadium B und C zu 72 % (Tabelle 4).

Tabelle 2. Komplikationen der 6 randomisierten Stanzbiopsien bei 419 Patienten

Hämospermie	22	(5 %)
Hämaturie	60	(14 %)
rekt. Blutung	8	(2 %)
therapiebedürftige Blutung	0	
Infektionen gesamt	3	(0,7 %)
TMS-Prophylaxe	3/235	(1,3 %)
Ofloxacin-Prophylaxe	0/184	

Tabelle 3. Häufigkeit der Prostatakarzinome bei unterschiedlichen PSA-Werten bei 651 Patienten

	PSA (Hybritech assay) 0–3.99 g/ml n=229	4–10 ng/ml n=173	>10 ng/ml n=249
Histologie Prostatakarzinom	36/229 (16 %)	80/173 (46 %)	176/249 (71 %)
G1 n=67	15	23	29
G2 n=176	14	49	113
G3 n=49	7	8	34
Dysplasie n=67	27	21	19

Tabelle 4. Aufschlüsselung der Karzinomhäufigkeit nach rektalem Tastbefund und PSA-Wert bei 651 Patienten

	PSA-WErt (Hybritech) 0–3.99 ng/ml n=229	4–10 ng/ml n=173	>10 ng/ml n=249	Gesamt
Palp. o. B.	3/ 72 (5 %)	5/ 35 (14 %)	4/ 42 (10 %)	12/149 (8 %)
ind.	13/101 (13 %)	29/ 71 (41 %)	63/ 87 (72 %)	105/259 (40 %)
B1	14/ 49 (29 %)	31/ 49 (63 %)	33/ 43 (77 %)	78/141 (55 %)
B2	5/ 6 (83 %)	9/ 12 (75 %)	44/ 45 (98 %)	58/ 63 (92 %
C	1/ 1	6/ 6	32/ 32	39/ 39 (100 %)
B+C	20/ 56 (36 %)	46/ 67 (69 %)	109/120 (91 %)	175/243 (72 %)
Gesamt	36/229 (16 %)	80/173 (46 %)	176/249 (71 %)	292/651 (45 %)

Wurde der Tastbefund mit dem Ergebnis der PSA-Bestimmung kombiniert, ließ sich der prädiktive Wert dieser Untersuchungen verbessern. Bei Patienten mit einem palpatorischen Stadium B oder C und einem PSA-Wert > 10 ng/ml wiesen 91 % bei den Stanzbiopsien ein Prostatakarzinom auf, betrug der PSA-Wert 4–10 ng/ml, wiesen 69 % ein Prostatakarzinom auf, bei Patienten mit einem PSA-Wert zwischen 0–3,99 ng/ml hatten 36 % der Patienten ein Prostatakarzinom.

Bei palpatorisch indurierter Prostata und normalem PSA fanden sich in unserem Patientenkollektiv bei 13 % Prostatakarzinome, in der Gruppe mit PSA-Werten zwischen 4–10 ng/ml bei 41 % und bei PSA-Werten > 10 ng/ml bei 72 %.

Zeigte sich ein PSA-Wert zwischen 0–3.99 ng/ml bei unauffälliger Palpation, so fand sich bei lediglich 4 % aller Patienten ein Prostatakarzinom (Tabelle 4).

Transrektale Sonographie

Das sonographisch echoarme Areal hat eine geringe Spezifität. Von insgesamt 359 Patienten mit einem histologischen Normalbefund wiesen nur 193 Patienten einen sonographischen Normalbefund auf, dieses entspricht einer Spezifität von 54 % (193/359). 244 der 293 Prostatakarzinome wurden durch das echoarme Areal erkannt, die Sensitivität der transrektalen Sonographie beträgt daher 83 % (244/293). Nur durch randomisierte Stanzbiopsien können die restlichen 17 % Prostatakarzinome erkannt werden, die kein echoarmes Areal aufweisen (Tabelle 5).

Werden diese Daten jedoch nach dem Tastbefund weiter aufgeschlüsselt, so werden von Patienten mit einem suspekten Knoten 157/175 (90 %) Prostatakarzinomen in der transrektalen Sonographie durch das echoarme Areal erkannt. 151 der 259 Patienten mit einem palpatorisch derben Tastbefund wiesen eine echoarmes Areal in der transrektalen Sonographie auf, die Stanzbiopsie dieses Areals ergab jedoch nur bei der Hälfte dieser Patienten ein Prostatakarzinom. Trotz dieser geringen Spezifität bei Patienten mit palpatorisch indurierter Prostata wurden 83 der 105 Prostatakarzinome (79 %) in diesem Patientenkollektiv durch die transrektale Sonographie erkannt. Ein Drittel aller Patienten mit einem palpatorischen Normalbefund wiesen sonographisch einen echoarmen Bezirk auf, bei nur 4/49 (8 %) ergab die Stanzbiospie ein Prostatakarzinom. Insgesamt wurden lediglich 4 der 12 Prostatakarzinome in dieser Gruppe durch die Ultraschalluntersuchung erkannt.

Staging

Bei 91 der 103 Patienten zeigten sich keine Lymphknotenmetastasen im Schnellschnitt, es erfolgte in gleicher Sitzung die radikale Prostatektomie, bei 12 Patienten fanden sich positive Lymphknoten im Schnellschnitt, es wurde daraufhin lediglich eine bilaterale Orchiektomie durchgeführt.

Tabelle 5. Wertigkeit der transrektalen Sonographie bei 651 Patienten. Häufigkeit von Prostatakarzinomen bei 410 Patienten mit sonographisch echoarmen Arealen und bei 241 Patienten mit unauffälliger Sonographie

	Sonographie	
	echoarm 244/410	o. B. 48/241
palp o. B. n=12/149	4/ 49	8/100
derb n=105/259	83/151	22/108
Knoten n=175/243	157/210	18/33

Bei 11 der 91 radikal prostatektomierten Patienten ließen sich bei der endgültigen histologischen Untersuchung des in Paraffin eingebetteten Gewebes Lymphknotenmetastasen des Prostatakarzinoms nachweisen. Bei der nachfolgenden Analyse der 103 Patienten werden die 23 Patienten mit Lymphknotenmetastasen mit den 80 radikal prostatektomierten Patienten mit negativen Lymphknoten miteinander verglichen.

Digitale rektale Palpation

Bei der rektalen Palpation hatten 17 Patienten eine indurierte Prostata einschließlich 5 Patienten mit positiven Lymphknoten. 27 Patienten hatten einen klinischen B1-Knoten, keiner hatte positive Lymphknoten. Von den 34 Patienten mit einem B2-Knoten wiesen 7 Lymphknotenmetastasen auf. Von 17 Patienten im klinischen Stadium C hatten 10 Patienten positive Lymphknoten.

Bei 8 Patienten wurde eine transurethrale Resektion der Prostata bei unauffälligem Tastbefund durchgeführt, die histologische Aufarbeitung ergab ein inzidentes A2 Prostatakarzinom; bei der pelvinen Lymphadenektomie hatte ein Patient positive Lymphknoten (Tabelle 6).

PSA

Bei Patienten mit negativen Lymphknoten variierte der PSA-Wert (Hybritech-assay) zwischen 1.1 bis 39 ng/ml (mittl. Wert 11.4 ng/ml). Bei Patienten mit Lymphknotenmetastasen im Gefrierschnitt oder der endgültigen Histologie schwankten die PSA-Werte zwischen 19–100 ng/ml (mittl. Wert 42.1 ng/ml) (Tabelle 7).

Bildgebende Verfahren

Bei allen Patienten wurde präoperativ eine transrektale Sonographie mit dem 7 MHz-Schallkopf durchgeführt; positive Lymphknoten konnten bei keinem Patienten identifiziert werden.

Bei 63 Patienten erfolgte präoperativ eine Computertomographie-Untersuchung, suspekte Lymphknoten wurden bei 3 Patienten beschrieben, histolo-

Tabelle 6. Digitale rektale Untersuchung und Ergebnis der pelvinen Lymphadenektomie bei 103 Patienten mit Prostatakarzinom

	induriert n=17	B1 n=27	B2 n=34	C n=17	BPH n=8
Patienten mit pos. Lymphknoten n=23	5 (29 %)	0	8 (21 %)	10 (59 %)	1 (12 %)

Tabelle 7. Präoperatives PSA bei 90 Patienten mit positiven und negativen Lymphknoten

	PSA Hybritech-assay ng/ml	Mittl. Wert	PSA Yang-assay ng/ml	Mittl. Wert
keine Lymphknoten-metastasen n=73	1.1– 39	11.4	1.6– 57	15.1
Lymphknoten-metastasen n=17	19–100	42.1	25–150	66.2

Tabelle 8. Ergebnis der Computertomographie bei 63 Patienten mit pelviner Lymphadenektomie

	Histologisches Ergebnis	
CT Ergebnis	Lymphknoten positiv n=15	Lymphknoten negativ n=48
Lymphknoten positiv	1	2
Lymphknoten negativ	14	46

Tabelle 9. Ergebnis der Kernspintomographieuntersuchung (NMR) bei 52 Patienten mit pelviner Lymphadenektomie

	Histologisches Ergebnis	
NMR-ERgebnis	Lymphknoten positiv n=14	Lymphknoten negativ n=38
Lymphknoten positiv	7	0
Lymphknoten negativ	7	38

gisch hatte jedoch lediglich einer dieser Patienten Lymphknotenmetastasen. Bei 14 der 15 Patienten mit positiven Lymphknoten ergab das CT hingegen einen Normalbefund (Tabelle 8).

Eine Kernspintomographie (NMR) wurde bei 52 Patienten durchgeführt. 14 dieser 52 Patienten hatten in der Gefrierschnittuntersuchung oder in der endgültigen Histologie Lymphknotenmetastasen, 7 dieser 14 Metastasen wurden durch die Kernspintomographie erkannt (Tabelle 9). Alle 38 Patienten mit negativen Lymphknoten wurden anhand der NMR-Untersuchung als negativ beurteilt.

Randomisierte Biopsien

Bei 71 der 103 Patienten wurden 6 systematische Stanzbiopsien unter Ultraschallkontrolle aus dem Apex, der Mitte und der Basis der Prostata beidseits entnommen. Die Anzahl der positiven Stanzbiopsien wurde mit der Häufigkeit von Lymphknotenmetastasen verglichen (Tabelle 10).

14 Männer wiesen in nur einer der 6 Stanzen ein Prostatakarzinom auf, keiner dieser Patienten hatte Lymphknotenmetastasen. 14 Patienten hatten in 2 der 6 Stanzen Prostatakarzinomgewebe, auch hier hatte kein Patient Lymphknotenmetastasen. Bei 12 Patienten waren 3 der 6 Stanzbiopsien positiv, lediglich 1 Patient hatte positive Lymphknoten. 13 Männer wiesen in 4 der 6 Stanzbiopsien Prostatakarzinom auf, bei 2 Patienten zeigten sich positive Lymphknoten. Bei 7 Patienten waren 5 der 6 Stanzen positiv, 5 dieser 7 Patienten hatten positive Lymphknoten. Alle 6 Biopsien waren positiv bei 11 Männern, 7 von diesen hatten Lymphknotenmetastasen. Werden Patienten mit weniger als 5 positiven Stanzen als negativ für die Vorhersage von Lymphknotenmetastasen angesehen, so beträgt die Sensitivität 67 % (12/19) und die Spezifität 94 % (50/53) (Tabelle 11).

Um das Tumorvolumen besser abschätzen zu können, haben wir die Ausdehnung des Tumors in jeder Stanzbiopsie ausgemessen und als Prozent des gesamten Stanzzylinders angegeben. Diese Prozentangaben wurde addiert (Tabelle 12).

Tabelle 10. Anzahl der positiven Stanzbiopsien mit Prostatakarzinomnachweis und Ergebnis der pelvinen Lymphadenektomie bei 71 Patienten

	Anzahl der Stanzbiopsien mit Prostatakarzinomnachweis					
	1/6 n=14	2/6 n=14	3/6 n=12	4/6 n=13	5/6 n=7	6/6 n=11
Lymphknoten positiv	0	0	1 (8 %)	2 (15 %)	5 (71 %)	7 (64 %)

Tabelle 11. Anzahl der positiven Stanzbiopsien mit Prostatakarzinomnachweis und Ergebnis der pelvinen Lymphadenektomie bei 71 Patienten

	weniger als 5 von 6 Stanzbiopsien positiv n=53	5 oder 6 von 6 Stanzbiopsien positiv n=18
Lymphknoten positiv n=15	3	12
Lympknoten negativ n)56	50	6

Tabelle 12. Summe der prozentualen Prostatakarzinomausdehnung in den 6 Stanzbiopsien bei 71 Patienten in Korrelation mit dem Lymphknotenstatus bei pelviner Lymphadenektomie

	Summe der Prostatakarzinomausdehnung in den 6 Stanzbiopsien				
	0–100 % n=29	> 100–200 % n=16	> 200–300 % n=18	> 300–400 % n=3	> 400 % n=5
Lymphknoten positiv (n=15)	0	2 (12 %)	7 (39 %)	2 (67 %)	4 (80 %)

Tabelle 13. Summe der prozentualen Prostatakarzinomausdehnung in den 6 Stanzbiopsien bei 71 Patienten in Korrelation mit dem Lymphknotenstatus bei pelviner Lymphadenektomie

	Summe der Prostatakarzinomausdehnung in den 6 Stanzbiopsien	
	0- < 280 % n=57	≥ 280 % n=14
Lymphknoten positiv n=15	5	10
Lymphknoten negativ n=56	52	4

Der niedrigste Wert betrug 10 % (10 % Prostatakarzinom in einer der 6 Stanzen), der höchste Wert 580 % (4 Stanzen mit je 100 % und 2 Stanzen mit 90 %).

Keiner der 31 Patienten mit einem Wert von kleiner 130 % hatte Lymphknotenmetastasen. Von den 57 Patienten mit einem Wert kleiner 280 % hatten 5 Patienten positive Lymphknoten. 14 Patienten hatten Werte von 280 % oder mehr, 10 hatten positive Lymphknoten.

Fand sich ein Wert von größer 500 % (n=3), bestand immer eine lymphogene Metastasierung.

Bei einem Wert von 280 % als Cut-off würde die Sensitivität für die Beurteilung von Lymphknotenmetastasen 71 % (10/14) und die Spezifität 91 % (52/57) betragen (Tabelle 13).

Fand sich in nur einer der 6 Stanzen ein Prostatakarzinom, besteht die Möglichkeit, daß dieses nur ein einzelner mikroskopisch kleiner Herd mit geringer klinischer Relevanz ist.

14 Patienten wiesen präoperativ nur in einer der 6 Stanzen Prostatakarzinomgewebe auf. Das Tumorvolumen in den Prostatatektomiepräparaten wurde mit der Tumorausdehnung in der Stanze verglichen (Tabelle 14).

Tabelle 14. Ausdehnung der Prostatakarzinome im Prostatatektomiepräparat bei einer von 6 positiven Stanzbiopsien bei 14 radikal prostatektomierten Patienten

Tumorvolumen in mm	10–30 mm		
multifokale Tumoren	6/14		
Kapselinfiltration	6/14		
pos. Abtragung	1/14pos. Lymphknoten		0/14
Samenblaseninfiltration	0/14		

Die geringste Tumorausdehnung betrug 10 mm im Querdurchmesser, die größte 30 mm. 6 der 14 Patienten hatten multifokale Tumoren. 6 Patienten hatten eine Kapselinfiltration, ein Patient eine positive Abtragungsebene; Lymphknotenmetastasen oder Samenblaseninfiltration wurden nicht beobachtet (Tabelle 14).

Diskussion

Wie wir kürzlich gezeigt haben, kann mit der hier angewendeten Technik der ultraschallgesteuerten randomisierten 6 Biopsien in der Tat das Tumorverhalten des Prostatakarzinoms und damit die Aggressivität des Tumors abgeschätzt werden (Hammerer et al. 1991). Eine noch präzisere Bestimmung des Tumorvolumens ist nur dann möglich, wenn die gesamte Prostata entfernt wird und in 2 mm dicken Schichten histologisch und morphometrisch aufgearbeitet wird.

Unsere Daten zeigen auch, daß nicht die Gefahr besteht, durch diese subtile Diagnostik die vielen kleinsten – klinisch irrelevanten – Prostatakarzinome zu entdecken, die die hohe Inzidenz der Prostatakarzinome in Autopsieserien ausmachen und so eine Übertherapie auszulösen, wenn jeder dieser mikroskopisch kleinen, Karzinomherde einer radikalen Prostatatektomie zugeführt werden würde.

Bei 14 Patienten fanden wir lediglich in 1 von 6 Stanzen Prostatakarzinom. Alle Patienten wurden radikal prostatektomiert und das Tumorvolumen ausgemessen. Auch in dieser Gruppe mit dem geringsten präoperativ nachgewiesenen Tumorvolumen war immer signifikantes Tumorvolumen von 1–3 cm im Durchmesser im Prostatektomiepräparat vorhanden. Bei 6 Patienten fanden sich zudem multifokale Tumoranteile, die offenbar durch die randomisierten Biopsien nicht erkannt worden waren.

Screening

Digitale rektale Palpation

Wird die digitale rektale Palpation für das Screening der Prostata eingesetzt, so findet man lediglich bei 1.3–3.8 % aller Männer über 60 Jahre Prostatakarzinome (Thompson et al. 1984; Chodak u. Schoenberg 1984). Diese Rate ist extrem niedrig, vergleicht man sie mit den Daten der Karzinomhäufigkeit in Autopsieserien, die in Abhängigkeit der untersuchten Altersgruppen ca. 60 % beträgt (Franks 1954; Jenson et al. 1960).

Bei den 712 Patienten, bei denen in unserer Klinik unter Ultraschallkontrolle 6 randomisierte Stanzbiopsien entnommen wurden, handelte es sich um ein selektioniertes Patientenkollektiv. Diese Patienten wurden entweder aus einer urologischen Praxis oder bei ossären oder pulmonalen Metastasen zur Prostatadiagnostik vorgestellt.

Bei diesem Kollektiv fanden wir bei Patienten mit einer Induration der Prostata bei 40 % und bei Patienten mit einem suspekten Knoten oder Kapselüberschreitenden Wachstum bei 72 % bioptisch ein Prostatakarzinom. Diese Zahlen belegen, daß der palpierende Finger sehr gut ein signifikantes Prostatakarzinom erkennt und daß Prostatabiopsien gerade bei palpatorisch indurierter oder suspekter Prostata angestrebt werden sollten.

Hodge et al. (1989a) fanden ebenfalls bei der Anwendung der ultraschallgesteuerten randomisierten Biopsien bei Patienten mit einem klinischen Stadium B oder C bei 71/93 (76 %) ein Prostatakarzinom.

Cooner et al. (1990) führten bei 835 von 1807 Patienten die Biopsie des sonographisch suspekten Areals durch. Von den biopsierten Patienten mit einem unauffälligen Tastbefund fand sich bei 60/365 (16 %) Patienten ein Prostatakarzinom, bei Patienten mit suspektem Tastbefund bei 203/470 (43 %). Allerdings wurden in dieser Serie keine randomisierten Biopsien durchgeführt.

Für jeden praktizierenden Urologen ist jedoch auch die Frage wichtig, wie oft bei der rektalen Palpation signifikantes Prostatakarzinom übersehen wird. Die von Cooner et al. (1990) angegebenen 16 % sind dabei ebenso wenig relevant wie viele andere Daten, die an einem urologischen Patientengut erhoben worden sind, welches erst dann eingehender untersucht wurde, wenn doch irgendein Verdachtsmoment wie unklarer Palpationsbefund, PSA-Erhöhung oder suspekter Sonographiebefund eine Biopsie rechtfertigten.

Daten über randomisierte Biopsien bei nichturologischen Patienten mit völlig normaler Prostatapalpation lagen bisher nicht vor. Wir haben die einmalige Gelegenheit gehabt, 149 nichturologische Patienten mit palpatorisch normaler Prostata zu evaluieren, gerechtfertigt durch die Suche nach einem Primärtumor bei bekannten ossären oder pulmonalen Metastasen.

Hieraus ergibt sich, daß lediglich bei 8 % ein Prostatakarzinom mit meist geringem Tumorvolumen übersehen wird (Tabelle 4). Nimmt man den PSA-Wert hinzu, reduziert sich bei normaler Prostata der „Palpationsirrtum“ noch auf die Hälfte. Dies bedeutet, daß die rektale Palpation eine beachtenswerte

Sensitivität besitzt, die durch die gleichzeitige PSA-Bestimmung weiter verbessert werden kann.

PSA

PSA wird von Epithelzellen der Prostata produziert und ist deshalb prostataspezifisch, jedoch nicht prostatakarzinomspezifisch.

Eine Erhöhung des PSA-Serumspiegels kann durch ein Prostatakarzinom, aber auch durch andere Ursachen wie z. B. eine Prostatitis oder eine benigne Prostatahyperplasie (BPH) bedingt sein. Nach Untersuchungen von Stamey kann 1 g BPH-Gewebe eine PSA-Erhöhung von 0.3 ng/ml (polyclonaler Yang-assay) hervorrufen: dieses entspricht einer Erhöhung von 0.2 ng/ml des Hybritech-assays (Stamey et al. 1989; Oesterling 1991). Kann bei einem Patienten mit einem PSA-Wert > 10 ng/ml eine Prostatamanipulation, BPH oder Prostatitis als Ursache einer PSA-Erhöhung ausgeschlossen werden, ist ein Prostatakarzinom sehr wahrscheinlich. Dennoch ist die Sensitivität und Spezifität der alleinigen PSA-Bestimmung für die Frühdiagnostik des Prostatakarzinoms zu niedrig, um diesen Test als alleinige Screeningmethode einzusetzen (Cooner et al. 1990; Lange et al. 1989).

Bei der Aufgliederung der histologischen Ergebnisse bei Patienten mit PSA-Werten < 4 ng/ml finden sich in unserem selektionierten Patientengut folgende Ergebnisse:

16 % aller Patienten mit PSA-Werten < 4 ng/ml hatten in den 6 Stanzbiopsien ein Prostatakarzinom. Cooner wies bei 52/399 (13 %) biopsierten Patienten mit einem PSA-Wert < 5 ng/ml ein Prostatakarzinom nach, bei PSA-Werten > 10 ng/ml hatten 137/227 (60 %) ein Prostatakarzinom (Cooner et al. 1990).

Wir fanden bei Patienten mit PSA-Werten zwischen 4–10 ng/ml bei 46 % Prostatakarzinome. 71 % der Patienten mit einem PSA-Wert über 10 ng/ml hatten bioptisch ein Prostatakarzinom (Tabelle 4).

Verläßt man sich also nur auf den PSA-Wert, so werden bei 16 % der Patienten Prostatakarzinome übersehen. Andererseits haben 54 % aller urologischen Patienten mit PSA-Werten zwischen 4–10 ng/ml kein Prostatakarzinom, jedoch nur 29 % der Patienten mit PSA-Werten > 10 ng/ml.

Kombinationen aus rektaler Palpation und PSA-Bestimmung

Wird der Tastbefund mit dem PSA-Wert kombiniert, läßt sich die Diagnostik beim Screening weiter verbessern.

Patienten mit normalem Palpationsbefund und PSA-Werten > 4 ng/ml hatten in unserem Kollektiv in 12 % bioptisch ein Prostatakarzinom. Cooper et al. (1990) biopsierten 161 Patienten mit erhöhtem PSA und unauffälligem Tastbefund. 25 % der biopsierten Patienten hatten histologisch ein Prostatakarzinom.

Bei palpatorisch indurierter Prostata und normalem PSA finden sich in unserem Patientenkollektiv bei 13 % Prostatakarzinome, in der Gruppe mit

PSA-Werten zwischen 4–10 ng/ml in 41 % und bei PSA-Werten > 10 ng/ml in 72 %.

Untersucht man Patienten mit einer palpatorisch knotigen Prostata, so ist die Rate der Prostatakarzinome noch höher: Bei Patienten mit normalem PSA-Wert beträgt sie 36 %, bei Patienten mit PSA-Werten zwischen 4–10 ng/ml 69 % und bei PSA-Werten > 10 ng/ml sogar 91 %.

Cooner et al. (1990) diagnostizierten bei Patienten mit suspektem Tastbefund und einer PSA-Erhöhung > 10 ng/ml bei 112/146 (77 %) Patienten ein Prostatakarzinom. In unserer Serie wiesen 172/207 (83 %) Patienten mit einer derartigen Befundkonstellation ein signifikantes Prostatakarzinomvolumen auf. Andererseits zeigten unsere Biopsien bei Patienten mit unauffälliger Palpation und einem PSA-Wert zwischen 0–3.99 ng/ml lediglich bei 3/72 (4 %) ein Prostatakarzinom. Demnach muß man die PSA-Bestimmung für das Screening doch befürworten. Die Kombination von rektaler Palpation und PSA-Bestimmung scheint die Sensitivität des Prostatakarzinom-Screenings zu verbessern.

Ist die Prostata induriert oder knotig und PSA gleichzeitig erhöht (> 4 ng/ml, Hybritech-assay) ist eine weitergehende Diagnostik nach unseren Daten gerechtfertigt. Ist der PSA-Wert > 10 ng/ml, so ist ein Prostatakarzinom bei 7/10 respektive 9/10 so gut wie sicher.

Ist jedoch der Palpationsbefund normal, so hat nur jeder 10. Patient ein Prostatakarzinom. Die PSA-Werte schaffen hier eher Verwirrung und unnötige Patientenbeunruhigung. Wiederholungsuntersuchungen sind hier wahrscheinlich eher indiziert als eine sofortige invasivere Diagnostik, zumal das Prostatakarzinomvolumen bei den übersehenen Fällen klein war. Dies gilt auch für die Patienten mit indurierter Prostata und normalem PSA-Wert (s. Tabelle 4).

Transrektale Sonographie

Das Prostatakarzinom stellt sich in der transrektalen Sonographie üblicherweise als echoarmes Areal in der peripheren Zone dar (Frentzel-Beyme 1985). Leider hat dieser Parameter nur eine geringe Sensitivität zur Erfassung des Prostatakarzinomvolumens, obwohl Untersuchungen von Hodge et al. (1989a) an 227 Patienten zeigten, daß das sonographisch hypodense Areal zu 90 % dem palpatorisch suspekten Bezirk entspricht, in unserem Patientenkollektiv hatten 141 Patienten mit suspektem Tastbefund einen unauffälligen Sonographiebefund. Bei 40 dieser 141 (28 %) Patienten ergaben die randomisierten Stanzbiopsien dennoch ein Prostatakarzinom, welches bei der alleinigen Biopsie des echoarmen Bezirkes übersehen worden wäre. Das echoarme Areal ist zudem sehr unspezifisch (Hammerer et al. 1990; Lee et al. 1989). Insgesamt zeigte sich bei 410 Patienten ein sonographisch suspekter Befund. Lediglich 244 dieser 410 Patienten (59 %) hatten bioptisch ein Prostatakarzinom. Vergleicht man die Ausdehnung des echoarmen Areals der Sonographie mit dem Tumorvolumen im radikalen Prostatektomiepräparat, so ergibt sich nur eine geringe Korrelation, da das Tumorvolumen in der transrektalen Sonographie oft unterschätzt wird (Chodak u. Schoenberg 1984).

Wird der sonographische Befund mit dem Tastbefund kombiniert, so ergibt sich, daß 86 % (210/243) aller Patienten im klinischen Stadium B oder C ein echoarmes Areal aufweisen, welches dann bei 157 dieser 210 (75 %) Patienten auch histologisch dem Prostatakarzinom entspricht. Insgesamt erkennt die TRUS bei dieser Patientengruppe 157 der 175 Prostatakarzinome (90 %). Bei Patienten mit indurierter Prostata ist die transrektale Sonographie nur zum Teil hilfreich. Insgesamt weisen knapp 60 % dieser Patienten ein sonographisch echoarmes Areal auf, welches jedoch nur bei der Hälfte aller Patienten histologisch Prostatakarzinomgewebe entspricht. Trotz dieser niedrigen Spezifität erkennt das sonographisch echoarme Areal 83 der 105 Prostatakarzinome in dieser Patientengruppe.

Bei einem palpatorischen Normalbefund hingegen führt die Sonographie nicht zu einer verbesserten Erkennungsrate des Prostatakarzinoms. Der Anteil der Prostatakarzinome ist bei Patienten mit suspekter Sonographie und bei Patienten mit unauffälliger Sonographie fast identisch, in beiden Gruppen finden sich in je 8 % Prostatakarzinome (Tabelle 5).

Bei Patienten mit einem palpablen Knoten erkennt die transrektale Sonographie 90 % aller Karzinome (157/175), bei Patienten mit indurierter Prostata zu 80 % (83/105), bei Patienten mit einem unauffälligen Tastbefund versagt sie hingegen.

Das Tumorvolumen hingegen kann mit der transrektalen Sonographie nicht gut erfaßt werden.

Staging

Um den Stellenwert der einzelnen Untersuchungsverfahren für das Staging des lokalen Prostatakarzinoms zu untersuchen, haben wir bei 103 Patienten mit pelviner Lymphadenektomie die Untersuchungsergebnisse bei 80 kurablen, d. h. Lymphknoten-negativen Patienten mit 23 inkurablen, d. h. Lymphknoten-positiven Patienten verglichen.

Digitale rektale Palpation

Der digitale Tastbefund unterschätzt die Tumorausdehnung in 20–70 % (Gervasi et al. 1989; Byar et al. 1972; Hudson et al. 1989). Insbesondere kann man trotz der engen Korrelation zwischen Tumorvolumen und Aggressivität aufgrund des Palpationsbefundes keine sichere Aussage zur Operabilität oder Kurabilität eines lokoregionären Prostatakarzinoms machen.

Gervasi et al. und Palken et al. konnten eine Lymphknotenmetastasierung bei 23–37 % der Patienten im klinischen Stadium B2 nachweisen (Gervasi et al. 1989; Palken et al. 1990).

Diese Daten entsprechen unseren eigenen Ergebnissen. Von 34 Patienten im klinischen Stadium B2 hatten 7 Patienten (21 %) positive Lymphknoten. Im klinischen Stadium C beobachtete Gervasi (1989) bei 116 Patienten in 44 % Lymphknotenmetastasen. Würde man Patienten im klinischen Stadium C jedoch kategorisch von der Möglichkeit einer radikalen Prostatektomie ausschließen, bedeutet dieses jedoch auch, ca. 50 % aller Patienten, die negative Lymphknoten haben, von diesem potentiell kurativen Eingriff auszuschließen.

PSA

Die Wertigkeit des PSA zum Staging vor geplanter radikaler Prostatektomie wird kontrovers diskutiert. Oesterling et al. (1991) konnten eine signifikante Korrelation zwischen präoperativem PSA und Lymphknotenbefall nachweisen. Für eine ausreichende Vorhersage des pathologischen Stadiums bei einem individuellen Patienten sei der PSA-Wert jedoch nicht aussagekräftig genug. Nach Untersuchungen von Stamey et al. (1989) besteht eine enge Beziehung zwischen PSA-Wert, pelvinen Lymphknotenmetastasen und Karzinomvolumen. In dieser Serie wies kein Patient mit einem PSA-Wert kleiner 10 ng/ml (Yang-assay) Lymphknotenmetastasen auf, zwei Drittel aller Patienten mit PSA-Werten größer 50 ng/ml hatten jedoch positive Lymphknoten. In unserer eigenen Untersuchung hatten Patienten mit PSA-Werten kleiner 19 ng/ml (Hybritech-assay) in keinem Fall Lymphknotenmetastasen. Bei PSA-Werten zwischen 19 und 39 ng/ml war keine Voraussage des endgültigen pathologischen Stadiums möglich. Alle Patienten mit PSA-Werten > 39 ng/ml (Hybritech-assay) (57 ng/ml Yang-assay) wiesen in dieser Serie Lymphknotenmetastasen auf. Nach Untersuchungen von Stamey et al. (1989) wiesen Patienten im Stadium B2 ein mittleres PSA von 17 ng/ml mit einer individuellen Schwankungsbreite von 2.4–56 ng/ml auf, Patienten im Stadium D1 hatten hingegen ein mittleres PSA von 73 ng/ml mit einer individuellen Schwankung von 12.8–266 ng/ml, so daß z. B. ab einem PSA-Wert von > 100 ng/ml bei Patienten ohne vorausgegangene Prostatamanipulation mit an Sicherheit grenzender Wahrscheinlichkeit eine Metastasierung bereits vorliegt.

Wir benutzen den präoperativen PSA-Wert zur Patientenberatung. Ist der präoperative Wert bei nicht vorbehandelten Patienten < 10 ng/ml (Hybritech-assay), so führen wir die radikale Prostatektomie durch, ohne das Ergebnis der Schnellschnittuntersuchung der pelvinen Lymphknoten abzuwarten.

Ist der PSA-Wert > 40 ng/ml, so wird der Patient intensiv auf die Möglichkeit einer Lymphknotenmetastasierung und auf die eventl. Durchführung einer Orchiektomie hingewiesen. Bei PSA-Werten über 100 ng/ml raten wir von einer radikalen Prostatektomie ab, insbesondere wenn durch die randomisierten Stanzen ein hohes Prostatakarzinomvolumen nachgewiesen worden ist und sonographisch ein sehr großer BPH-Anteil ausgeschlossen werden konnte.

CT und NMR

Wir haben in unserer Untersuchung die Ergebnisse der Computertomographie (CT) und der Kernspintomographie (NMR) mit den Ergebnissen der pelvinen Lymphadenektomie bei Patienten mit einem klinisch lokalen Prostatakarzinom verglichen. Nur bei negativen Lymphknoten bei der intraoperativen Schnellschnittuntersuchung wurde die radikale Prostatektomie durchgeführt, obwohl auch die Schnellschnittuntersuchung ein falsch negatives Resultat bei 7–18 % aufweist (Salo et al. 1987). Dennoch konnten wir durch andere Untersuchungsergebnisse bestätigen, daß durch CT und NMR kleine Lymphknotenmetastasen nicht identifiziert werden können (Sparenberg et al. 1990; Bezzi et al. 1988). Lediglich 1 von 15 Patienten mit positiven Lymphknoten wurde bei unserer Serie durch das CT erkannt. Salo et al. (1987) berichteten von einer Sensitivität von nur 38 % für die CT-Untersuchung in der Erkennung von Lymphknotenmetastasen. Platt et al. (1987) konnte bei 32 Patienten keine kleinen oder mikroskopischen Lymphknotenmetastasen identifizieren. Er schloß aus diesen Daten, daß das CT zum Nachweis oder Ausschluß einer lymphogenen Metastasierung nicht hilfreich ist.

In unserer eigenen Untersuchungsserie ließen sich durch die NMR-Untersuchung 7 von 14 Patienten mit einer lymphogenen Metastasierung identifizieren. Diese Daten sind mit den Resultaten der Untersuchung von Bezzi et al. vergleichbar, der eine Identifizierung von Lymphknotenmetastasen bei 9 von 13 Patienten beschrieb (Sparrenberg et al. 1990).

Eine exakte Identifizierung der Tumorgröße innerhalb der Prostata ist weder mit dem CT noch mit dem NMR möglich.

Die Diagnostik von Tumorvolumen und Lymphknotenmetastasierung wird jedoch möglicherweise durch die Entwicklung von transrektalen Sonden für das NMR weiter verbessert.

Randomisierte Stanzen

Durch die neue Technik der ultraschallgesteuerten Stanzbiopsien mit der „Biopty-Pistole" und dünnen 18 G-Nadeln sind multiple Stanzbiopsien erstmals schmerzfrei und komplikationsarm durchführbar. Randomisierte Stanzen erfassen die sonographisch isodensen Prostatakarzinome, sie ermöglichen zusätzlich eine Abschätzung des Tumorvolumens durch die Anzahl der positiven Stanzzylinder. Dadurch ist eine Abschätzung des Metastasierungsrisikos und damit der Kurabilität durch eine radikale Prostatektomie möglich geworden. Bei lediglich 3 von 53 Patienten mit weniger als 5 von 6 positiven Stanzbiopsien ergab die pelvine Lymphadenektomie positive Lymphknoten, bei Patienten mit 5 oder 6 positiven Stanzzylindern wiesen 2/3 aller Patienten bereits Lymphknotenmetastasen auf. Wird die Ausdehnung des Prostatakarzinoms in jeder der 6 Stanzen ausgemessen und addiert, so korreliert diese Summe mit dem Tumorvolumen und einer Lymphknotenmetastasierung (Tabelle 12).

Diese Beziehung zwischen der Fähigkeit eines Prostatakarzinoms zu metatasieren und dem Tumorvolumen sowie der histologischen Differenzierung des Primärtumors wurde bereits von McNeal et al. beschrieben. Lediglich 1 von 171 Patienten mit weniger als 3.2 cm^3 Gleason Grad 4–5 hatte positive Lymphknoten (McNeal et al. 1990). Bei einem Tumorvolumen kleiner als 4 cm^3 fanden sich nie Lymphknotenmetastasen, hingegen hatten alle Patienten, die positiv Lymphknoten hatten, ein Tumorvolumen größer als 4 cm^3. Das Mapping der Prostata durch randomisierte Stanzbiopsien erlaubt eine Berechnung des Tumorvolumens und dadurch ein Abschätzen des Lymphknotenstatus.

Zusammenfassung

Unsere Untersuchungen an 712 Patienten zeigen, daß randomisierte ultraschallgesteuerte Stanzbiopsien der Prostata schmerzfrei und komplikationsarm mit der Biopty-Stanzpistole durchgeführt werden können.

Diese Serie randomisierter Biopsien ermöglicht eine Bewertung der Sensitivität und Spezifität von Screeningmethoden wie rektale Palpation, PSA und transrektale Sonographie.

Dieses ist möglich, da randomisierte Biopsien eine weitgehend sichere Aussage über signifikantes Prostatakarzinomvolumen auch dann erlauben, wenn die Prostata nicht entfernt wird.

Wir konnten zum ersten Mal anhand der Ergebnisse der randomisierten Prostatastanzbiopsien eine Aussage machen, wie oft trotz unauffälligem Tastbefund der Prostata ein Prostatakarzinom vorliegt.

Bei 72 nichturologischen Patienten lag nur bei 4 % ein Prostatakarzinom vor, wenn der PSA-Wert nicht erhöht war, bei erhöhtem PSA-Wert hatten 10–14 % der Patienten ein Prostatakarzinom. Diese Tumoren wiesen nur ein geringes Tumorvolumen auf. Die digitale Untersuchung hat demnach eine hohe Sensitivität. Die Daten belegen ferner, daß der PSA-Wert das Screening verbessert, insbesondere dann, wenn ein suspekter Tastbefund vorliegt.

Bei Patienten mit palpatorisch indurierter Prostata und einem PSA-Wert zwischen 4 und 10 ng/ml wiesen 41 % ein Prostatakarzinom auf, während dies bei normalem PSA-Wert nur in 13 % der Fall war. Bei Patienten mit palpatorisch indurierter Prostata und einem PSA-Wert von > 10 hatten 72 % ein Prostatakarzinom.

Bei einem palpatorischen Stadium B oder C und einem PSA-Wert 4–10 ng/ml wiesen 69 % aller Patienten ein Prostatakarzinom auf, bei Patienten mit PSA-Werten > 10 ng/ml 91 %.

Die transrektale Sonographie (TRUS) versagt bei Patienten mit normalem Palpationsbefund. Aufgrund der geringen Spezifität des echoarmen Areals von lediglich 54 % ist die TRUS nicht zum Screening geeignet. Bei Patienten mit palpatorisch knotiger Prostata werden dennoch durch das echoarme Areal 90 % aller Karzinome erkannt.

Die alleinige PSA-Bestimmung reicht zum Screening nicht aus. Man würde damit z. B. bei 16 % der Patienten mit normalem PSA ein operables und signifikantes Prostatakarzinom übersehen.

Alle Patienten mit normalem Palpationsbefund und erhöhtem PSA-Wert sollten lediglich einer Kontrolluntersuchung zugeführt werden, ebenso Patienten mit indurierter Prostata und normalem PSA-Wert (Irrtumswahrscheinlichkeit übersehener Prostatakarzinome ca. jeweils 10 %). Alle übrigen, d. h. Patienten mit suspektem oder knotigem Prostatapalpationsbefund und erhöhtem PSA-Wert, sollten bioptisch abgeklärt werden.

In einem zweiten Teil dieser Studie wurde der Stellenwert der digitalen Palpation, PSA-Bestimmung, transrektaler Sonographie, Computertomographie (CT), Kernspintomographie (NMR) und ultraschallgesteuerter randomisierter Stanzbiopsie für die Identifizierung von pelvinen Lymphknotenmetastasen untersucht.

104 Patienten mit pelviner Lymphadenektomie vor radikaler Prostatektomie wurden analysiert; das CT hatte eine Sensitivität von 7 % und eine Spezifität von 96 % in der Diagnostik von Lymphknotenmetastasen, das NMR wies eine Sensitivität von 50 % bei einer Spezifität von 100 % auf.

Um den Stellenwert des Tumorvolumens für die Vorhersage einer Lymphknotenmetastasierung zu untersuchen, wurde die Anzahl der positiven Stanzbiopsien ausgewählt und dieses Ergebnis mit der Inzidenz positiver Lymphknoten verglichen. Bei weniger als 5 positiven Stanzbiopsien hatten lediglich 3/53 Patienten positive Lymphknoten; waren 5 oder 6 der 6 Stanzen positiv, so wiesen 12/18 Patienten positive Lymphknoten auf.

Dieses entspricht einer Sensitivität von 67 % und einer Spezifität von 94 %. Damit ermöglicht die Abschätzung des Tumorvolumens beim lokalisierten Prostatakarzinom durch 6 randomisierte Stanzbiopsien die beste Aussage im Hinblick auf das Staging bzw. Kurabilität des Prostatakarzinoms. CT, NMR, TRUS und rektaler Palpationsbefund sind hierfür von geringem Wert.

Literatur

Bezzi MH, Kressel HV, Allen KS, Schiebler ML, Altmann HG, Wein AJ, Pollack HM (1988) Prostatic carcinoma: staging with MR Imaging at 1.5 T. Radiology 169: 339–343

Böcking A, Kiehn J, Heinzel-Wade M (1982) Combined histologic grading of prostatic carcinoma. Cancer 50: 288

Byar PD, Mostofi FK (1972) Carcinoma of the prostate: prognostic evaluation of certain pathologic featrures in 208 radical prostatecomies. Cancer 30: 5–13

Chodak GW, Schoenberg HW (1984) Early detection of prostate cancer by routine screening. JAMA 252: 3261–3264

Cooner WH, Mosley BR, Rutherford CL et al. (1990) Prostate cancer detection in a clinical urological practice by ultrasonography, digital rectral examination and prostate specific antigen. J Urol 143: 1146–1154

Franks LM (1954) Latent carcinoma of the prostate. J Pathol Biol 68: 603–608

Frentzel-Beyme B (1985) Die transrectale Prostatasonographie. Fortschr Röntgenstr 142: 298–303

Gervasi LA, Mata J, Easley JD, Wilbanks JH, Seale-Hawkins C, Carlton CE, Scardino PT (1989) Prognostic significance of lymph nodal metastases in prostatic cancer. J Urol 142: 332–336

Guinan P, Bush I, Ray V, Vieth R, Rao R, Bhatti R (1980) The accuracy of the reactal examination in the diagnostis of prostate cancer. N Engl J Med 303: 499–503

Hammerer R, Gonnermann D, Dieringer J, Huland H (1990) Directed versus random systematic ultrasound guided biopsy of the prostate. J Urol 143: 365A

Hammerer P, Huland H, Sparenberg A, Loy V (1991) Digital rectal examination, imaging, and random biopsy in identifying operable lymph-node-negative prostatic carcinoma, J Urol

Hodge KK, McNeal JE, Stamey TA (1989a) Ultrasound guided transrectal core biopsies of the palpably abnormal prostate. J Urol 142: 66–70

Hodge KK, McNeal JE, Terris MK, Stamey TA (1989b) Random systematic versus directed ultrasound guided transrectal core biopsy of the prostate. J Urol 142: 71–75

Hudson MA, Bahnson RR, Catalona WJ (1989) Clinical use of prostate specific antigen in patients with prostate cancer. J Urol 142: 1011–1019

Jenson CB, Shahon DB, Wangensteen OH (1960) Evaluation of annual examinations in the detection of cancer. JAMA 174: 1783–1787

Kabalin JN, McNeal JE, Freiha FS, Stamey TA (1989) Unsuspected adenocarcinoma of the prostate in patients undergoing cystoprostatectomy for other causes: incidence, histology and morphometric observations. J Urol 141: 1091–1094

Lange PH, Ercole CJ, Lightner DJ, Fraley EE, Vessella R (1989) The value of serum prostate specific antigen determinations before and after radical prostatectomy. J Urol 141: 873–877

Lee F, Torp-Pedersen S, Littrup PJ, McLeary RD, McHugh TA (1989) Hypoechoic lesions of the prostate: clinical relevance of tumor size, digital rectal examination, and prostate-specific antigen. Radiology 170: 29–32

McNeal JE, Bostwick DG, Kindrachuk RA, Redwine EA, Freiha FS, Stamey TA (1986) Petterns of progression in prostate cancer. Lancet: 1: 60–63

McNeal JE, Redwine EA, Freiha FS, Stamey TA (1988) Zional distribution of prostatic adenocarcinoma: correlation with histologic patterns and direction of spread. Am J Surg Pathol 12: 897–900

McNeal JE, Villers AA, Redwine EA, Freiha FS, Stamey TA (1990) Histologic differentiation, cancer volume, and pelvic lymph node metastasis in adenocarcinoma of the prostate. Cancer 66: 66–70

Oesterling JE (1991) Prostate specific antigen: a critical assessment of the most useful tumor marker for adenocarcinoma of the prostate. J Urol 145: 907–923

Palken M, Cobb OE, Warren BH, Hoak DC (1990) Prostate cancer: correlation of digital rectal examination, transrectal ultrasound and prostate specific antigen levels with tumor volume in radical prostatectomy specimens. J Urol 143: 1155–1162

Platt JF, Bree RL, Schwab RE (1987) The accuracy of CT in the staging of carcinoma of the prostate. AJR 149: 315–318

Salo JO, Kivisaari, L, Rannikko S, Lethenen T (1987) Computerized tomography and transrectal ultrasound in the assessment of local extension of prostatic cancer before radical retropubic prostatectomy. J. Urol 137: 435–438

Sparenberg A, Hammerer P, Burmester J, Gonnermann D, Hamm B, Huland H (1990) Prostatic carcinoma: comparison of MR-imaging, transrectal ultrasound and CT. J Cancer Res Clin Oncol 116: 654

Stamey TA, Kabalin JN (1989) Prostate specific antigen in the diagnosis and treatment of adenocarcinoma of the prostate. I. Untreated patients. J Urol 141: 1070–1075

Stamey TA, McNeal JE, Freiha FS, Redwine E (1988) Morphometric and clinical studies on 68 consecutive radical prostatectomies. J Urol 139: 1235–1238

Stamey TA, Kabalin JN, McNeal JE, Johnstone IM, Freiha FS, Redwine EA, Yang N (1989) Prostate specific antigen in the diagnosis and treatments of the prostate. II. Radical prostatectomy treated patients. J Urol 141: 1076

Thompson IM, Ernst JJ, Gangai MP, Spence CR (1984) Adenocarcinoma of the prostate: results of routine screening. J Urol 123: 790–795

Walsh PC (1986) In: Walsh P et al. (eds) Campbells urology, vol 6, sect XIV. Saunders, Philadelphia, pp 2865–2880

Vorsorgeuntersuchung zur Früherkennung des Prostatakarzinoms

S. Kirby

Einleitung

Das Prostatakarzinom ist die zweithäufigste Krebstodesursache nach dem Bronchialkarzinom in den USA, in Großbritannien steht es an 4. Stelle.

1984 wurden insgesamt 10 820 neue Fälle diagnostiziert, 7520 Patienten verstarben in diesem Jahr an Prostatakarzinomen. Mit der Zunahme des Bevölkerungsanteils über 60 Jahren wird daher die Inzidenz wie auch die Mortalität dieser Erkrankung ansteigen.

Das Prostatakarzinom ist ein langsam wachsender Tumor, die Tumorverdoppelungszeit beträgt bei hochdifferenzierten Tumoren oft mehr als 2 Jahre. Die Arbeitsgruppe aus Stanford konnte zeigen, daß bei einem Tumorvolumen $< 4\ cm^3$ eine Metastasierung extrem selten ist (McNeil et al. 1986). In diesen frühen Stadien ist ein Prostatakarzinom fast immer symptomfrei. Symptome entwickeln sich in der Regel erst im späten Stadium bei organüberschreitendem Wachstum und einer Metastasierung. Untersuchungen der Wester Infirmary Edinburg 1983 konnten zeigen, daß bei 60 % aller neu diagnostizierten Prostatakarzinome eine Kapselinfiltration oder Fernmetastasierung zum Zeitpunkt der Diagnosestellung bestand. Die durchschnittliche Überlebensrate dieser fortgeschrittenen Karzinome beträgt selbst unter einer Hormontherapie weniger als 3 Jahre.

Aus diesem Grunde ist in vielen Ländern die Vorsorgeuntersuchung für Prostataerkrankungen eingeführt worden, deren Stellenwert im folgenden diskutiert werden soll.

Screening-Untersuchungen

Digitale rektale Untersuchung

Seit vielen Jahrzehnten gilt die digitale rektale Palpation der Prostata als goldener Standard der Vorsorgeuntersuchung. Verschiedene Studien haben die Sensitivität der rektalen Untersuchung und den Einfluß auf die Überlebensdauer verglichen. Aufgrund von Fehlen der Kontrollgruppen und unterschiedlich langen Verlaufszeiten sind die Ergebnisse jedoch schwierig zu interpretieren (Gilbertsen 1971; Jensen et al. 1960).

Chodak und Schönberg (1984) berichteten über eine Untersuchung an 811 Patienten zwischen 50 und 80 Jahren, bei denen eine rektale Untersuchung durchgeführt wurde. Bei 38 von 43 Patienten mit einem suspekten Tastbefund in der Prostata wurde eine Stanzbiopsie entnommen, der positive Vorhersagewert des rektalen Tastbefundes betrug 29 %. Die weitere Aufschlüsselung dieser Ergebnisse zeigte, daß 45 % aller diagnostizierten Prostatakarzinome im Stadium B vorlagen, 6 % im Stadium C und 18 % im Stadium D. Nachfolgende Untersuchungen zeigten einen positiven Vorhersagewert der rektalen Palpation von 25 %. 68 % aller gefundenen Tumoren waren klinisch lokalisiert (Chodak et al. 1989). Dieses entspricht ähnlichen Untersuchungen von Gilbertsen und Thomsen (Gilbertsen 1971; Thomsen et al. 1984), die einen vergleichbaren Anteil lokalisierter und damit potentiell heilbarer Prostatakarzinome bei der routinemäßigen rektalen Prostatapalpation entdecken konnten.

Ob die regelmäßige rektale Untersuchung vor der Entwicklung eines metastasierten Prostatakarzinoms schützt, bleibt nach Untersuchung von Friedmann et al. (1991) unklar. Faßt man die Ergebnisse aus der Literatur zusammen, so ergeben sich für die rektale Palpation folgende statistische Meßgrößen:

- Sensitivität: 66–68 %,
- Spezifität: 90–97 %,
- Positiver Vorhersagewert: 11–26 %,
- Negativer Vorhersagewert: 85–96 %.

In der Hand des erfahrenen Urologen stellt daher die rektale Palpation eine kostengünstige und einfach zu handhabende Methode in der Früherkennungsdiagnostik dar. Ob die routinemäßige jährliche Vorsorgeuntersuchung die Mortalität des Prostatakarzinoms verringert, muß jedoch geklärt werden.

Transrektale Ultraschalluntersuchung der Prostata (TRUS)

Durch hochauflösende, hochfrequente Ultraschallköpfe konnte die Darstellung der Prostata in den letzten Jahren deutlich verbessert werden. Im Hinblick auf die Vorsorgeuntersuchung weist die transrektale Endosonographie jedoch eine geringe Sensitivität und Spezifität auf (Waterhouse und Resnik, 1989; Chodak et al. 1989; Clements et al. 1988). Die Empfindlichkeit betrug zwischen 71 und 92 % für klinisch manifeste Karzinome, für klinisch nicht manifeste Prostatakarzinome lag dieser Wert bei 60–85 %. Die Angaben der Spezifität schwanken in der Literatur zwischen 41–79 %. Wird die transrektale Endosonographie mit der Rektalen Palpation verglichen, weißt die sonographische Untersuchung eine bessere und höhere Sensitivität sowie einen höheren positiven Vorhersagewert auf. Ob die transrektale Endosonographie aufgrund der geringen Spezifität sowie der Kosten einen festen Platz in der Früherkennung haben wird, bleibt abzuwarten.

Prostataspezifisches Antigen (PSA)

PSA ist heute einer der am häufigsten untersuchten Tumormarker. PSA wird zwar auch vom benignen Prostatahyperplasiegewebe exprimiert, Prostatakarzinomzellen produzieren jedoch ca. 10mal mehr PSA pro Gramm Gewebe. Die Bestimmung des prostataspezifischen Antigens hat sich sowohl in der Erstdiagnose der Erkrankung sowie zum Monitoring nach Diagnosestellung durchgesetzt, um so frühzeitig einen Tumorprozeß bzw. einen Tumor zu erkennen.

Die statistischen Meßgrößen für die PSA-Bestimmung liegen nach Angaben der Literatur bei einer Sensitivität von 70 % und einem positiven Wert von 26–35 % (Catalona et al. 1991).

Wesentliche Vorteile der PSA-Untersuchung liegen in der einfachen Bestimmbarkeit, der fehlenden Invasivität und den niedrigen Kosten.

Die Bestimmung des PSA-Spiegels bedeutet daher eine wertvolle Ergänzung der digitalen rektalen Palpation. Eine PSA-Erhöhung durch nichtmaligne Ursachen kann im Rahmen einer Prostatahyperplasie oder auch durch eine Prostatitis hervorgerufen sein.

Kombination verschiedener Untersuchungsverfahren

Cooner et al. (1990) verglichen an über 1800 Männern die Ergebnisse der rektalen Palpation, der PSA-Bestimmung (Hybritech-Assay) und der transrektalen Prostata-Endosonographie (7 mHz Schallkopf). Biopsiert wurden Patienten mit pathologisch erhöhtem PSA-Wert, suspektem Palpationsbefund oder auffälligem Ultraschallbefund.

Eine ähnliche Studie wurde von Lee et al. (1988, 1989) berichtet. Die Ergebnisse dieser Untersuchungen sind in Tabelle 1 zusammengefaßt. Diese Daten zeigen, daß bei Patienten mit einem suspekten Sonographiebefund der Prostata und normalem rektalen Tastergebnis und normalem PSA-Wert ein Prostatakarzinom selten gefunden wird. Die Autoren folgern, daß die routinemäßige Durchführung einer transrektalen Prostatasonographie zur Vorsor-

Tabelle 1. (DRE digitale rektale Untersuchung, PSA prostataspezifisches Antigen)

	Cooner et al. (1990)			Lee et al. (1988, 1989)		
	Biopsien	Krebs	Anteil	Biopsien	Krebs	Anteil
DRE und PSA	235	151	0,64	89	63	0,71
DRE und PSA	166	23	0,14	23	6	0,26
DRE und PSA	134	41	0,31	92	31	0,34
DRE und PSA	177	12	0,07	44	2	0,05

ge nicht gerechtfertigt ist. Der Wert der Vorsorgeuntersuchung wird jedoch durch die biologische Varianz des Prostatakarzinoms beeinflußt.

Die Inzidenz der Prostatakarzinome, die bei Autopsien gefunden werden, nimmt nach dem 50. Lebensjahr stetig zu. Diese kleinen, klinisch vermutlich nicht signifikanten Autopsietumoren sind immer asymptomatisch. Die Beurteilung des biologischen Verhaltens dieser Tumoren kann durch Flowzytometrie und andere biochemische Parameter durchgeführt werden. Das biologische Potential eines Prostatakarzinoms ist abhängig vom histologischen Grading und vom Tumorvolumen. Ob für den einzelnen Patienten durch diese Parameter eine genaue Aussage über die Tumorbiologie mit Tumorverdopplungszeit und evtl. Tumorprogreß gemacht werden kann, ist fraglich. Es ist deshalb notwendig, daß diese biologischen Parameter für die weitere Diagnostik und Therapie des Prostatakarzinoms beachtet werden. Um den Stellenwert der Vorsorgeuntersuchung für das Prostatakarzinom ausreichend zu beurteilen, ist es deshalb notwendig, diese biologischen Kriterien ebenfalls zu analysieren (Hinman 1991).

Ergebnisse neuerer Pilotstudien zur Vorsorge

Chadwick et al. (1991) untersuchten im Rahmen einer Pilotstudie 472 Männer. Bei 68 dieser Patienten wurde eine transrektale Prostatasonographie durchgeführt, bei 29 erfolgte die Entnahme einer Prostatastanzbiopsie. Bei 7 der 29 Patienten zeigte die Biopsie ein Prostatakarzinom. Dieses entspricht einer Prävalenz von 1,7 %, bezogen auf das Gesamtkollektiv. In dieser Untersuchung hatten alle Männer mit Prostatakrebs erhöhte PSA-Serumspiegel, aber nur ein Patient hatte einen suspekten Tastbefund der Prostata. Alle 7 Patienten hatten ein lokalisiertes Prostatakarzinom, 5 dieser Patienten wurden durch eine radikale Prostatektomie behandelt.

Mettlin et al. (1991) stellten eine große Studie aus den USA mit über 2400 Patienten vor. In dieser Studie wurde bei 396 der 2425 Patienten eine rektale Stanzbiopsie aufgrund eines suspekten Ultraschallbefundes oder eines suspekten rektalen Palpationsbefundes empfohlen. 330 Stanzbiopsien wurden durchgeführt, bei 52 Patienten ergab die Biopsie ein Prostatakarzinom, das durch einen suspekten rektalen Tastbefund oder ein suspektes Ultraschallergebnis entdeckt wurde. 44 der 52 Männer (84,6 %) wiesen in der transrektalen Endosonographie ein suspektes echoarmes Areal auf, bei 33 Männern ergab die rektale Palpation einen suspekten Tastbefund (63,5 %). 5 weitere Prostatakarzinome wurden durch einen erhöhten Serum-PSA-Spiegel entdeckt. Die Gesamtrate der entdeckten Karzinome betrug in dieser Untersuchung 2,4 %.

Schlußfolgerung

Mit zunehmendem Gesundheitsbewußtsein besteht ein enormes Interesse an Vorsorgeuntersuchungen für das Prostatakarzinom. Dieses ist einerseits bedingt durch die steigende Inzidenz und Mortalität des Prostatakarzinoms, andererseits durch die Einführung des prostataspezifischen Antigens, ein Bluttest, der die Frühentdeckung dieses Krebses erleichtert. Zahlreiche Untersuchungen haben zeigen können, daß eine frühzeitige Erkennung in einem lokalisierten Stadium vorteilhaft ist. Der definitive Beweis des Wertes der Vorsorgeuntersuchung steht zum jetzigen Zeitpunkt jedoch noch aus. Patienten, die an Vorsorgeprogrammen für die Krebsfrüherkennung teilnehmen, sollten darüber informiert werden, daß es keinen sicheren Beweis gibt, daß die Identifikation eines frühen Prostatakarzinoms die Lebenserwartung erhöhen wird. Kontrollierte prospektive Studien sind erforderlich, um diese Frage beantworten zu können.

Literatur

Catalona WJ, Smith DS, Dodds KM, Coplen DE, Yuan JJ, Petros JA, Andriole GL (1991) Measurement of prostatespecific antigen in serum as a screening test for prostate cancer. N Engl J Med 324: 1156–1161

Chadwick DJ, Kemble T, Astley JP, MacIver AG, Gillatt D, Abrams P, Gingell JC (1991) Pilot study of screening for prostate cancer in general practise. Lancet 338: 613–616

Chodak GW, Schönberg HW (1984) Early detection of prostate cancer by routine screening. JAMA 252: 3261–3264

Chodak GW, Keller P, Schönberg HW (1989) Assessment of screening for prostate cancer using the digital rectal examination. J Urol 141: 1136–1138

Clements R, Griffiths GJ, Peeling WB, Robert EE, Evans KT (1988) How accurate is the index finger? A comparison of digital and ultrasound examination of the prostatic nodule. Clin Radiol 39: 87–89

Cooner WH, Mosley BR, Rutherford CL, Beard JH, Pond HS, Terry WJ, Igel TC, Kidd DD (1990) Prostate cancer detection in a clinical urological practise by ultrasonography, digital rectal examination and prostate specific antigen. J Urol 143: 1146–1154

Friedman GD, Hiatt RA, Quesenberry CP, Selby JV (1991) Case-control study of screening for prostatic cancer by digital rectal examination. Lancet 337: 1526–1529

Gilbertsen VA (1971) Cancer of the prostate gland: results of early diagnosis and therapy undertaken for cure of the disease. JAMA 215: 81–84

Hinman F (1991) Screening for prostatic cancer. J Urol 145: 126–130

Jensen CB, Shahon DB, Wangensteen OH (1960) Evaluation of annual examinations in the detection of cancer. JAMA 174: 1783–1788

Lee F, Littrup PJ, Torp-Pedersen ST et al. (1988) Prostate cancer: comparison of transrectal ultrasound and digital rectal examination for screening. Radiology 168: 389

Lee F, Torp-Pedersen S, Littrup PJ et al. (1989) Hypoechoic lesions of the prostate: clinical relevance of tumour size, digital rectal examination, and prostate specific antigen. Radiology 170: 29–32

McNeal JE, Bostwick DG, Kindrachuk RA, Redwine EA, Freiha FS and Stamey TA (1986) Patterns of progression in prostate cancer. Lancet 60–63

Mettlin C, Lee F, Drago J, Murphy GP (1991) The American Cancer Society National Prostate Cancer detection project. Findings on the detection of early prostate cancer in 2424 men. Cancer 67: 2949–2958

Thompson IA, Ernst JJ, Congai MP et al. (1984) Adenocarcinoma of the prostate: results of routine urological screening. J Urol 132: 690–692

Waterhouse RL, Resnick MI (1989) The use of transrectal prostatic ultrasonography in the evaluation of patients with prostatic carcinoma. J Urol 141: 233–239

Das Prostatakarzinom: Wissenschaftliche Grundlagen und Behandlung

J. Waxman

Das Prostatakarzinom ist der zweithäufigste Krebs des Mannes. Seine Inzidenz hat sich im Laufe der letzten 30 Jahre praktisch verdoppelt. Die molekularen Ursprünge des Prostatakarzinoms sind nicht bekannt. Die Expression des P 21-Proteins, Produkt des ras-Onkogens, erlaubt eine Unterscheidung zwischen einem Prostatakarzinom und einer gutartigen Prostatahyperplasie. Bei 23 von 29 Prostatakarzinomen wurde das P 21-Protein exprimiert, jedoch bei keinem von 19 untersuchten Patienten mit benigner Prostatahyperplasie. Dieses korrelierte ebenfalls positiv mit dem Differenzierungsgrad der Tumoren (Viola et al. 1986). Bei nur einem von 24 Prostatakarzinomen wurden Mutationen des ras-Onkongens beschrieben (Carter et al. 1990).

Die Transkriptionsrate von c-myc liegt bei Prostatakarzinomen signifikant höher als bei gutartiger Prostatahyperplasie (Fleming et al. 1986). In Zellkulturuntersuchungen konnte gezeigt werden, daß die c-fos und h-ras-mRNA-Spiegel dramatisch abnehmen, wenn Androgene dem Kulturmedium entzogen werden. Eine Veränderung des c-myc-mRNA-Spiegels konnte nicht beobachtet werden (Rijnders et al. 1985).

Weitere Untersuchungen konnten zeigen, daß eine menschliche Prostatakarzinom-Zellinie den transformierenden Wachstumsfaktor alpha (TGF alpha) und den epidermalen Wachstumsfaktor (EGF) sezerniert (MacDonald et al. 1990). Rezeptoren für den epidermalen Wachstumsfaktor wurden bei 44 von 65 (68 %) der Prostatakarzinome, aber nur bei 3 von 52 Proben von benigner Prostatahyperplasie nachgewiesen. Der Nachweis der Wachstumsfaktoren korrelierte nicht mit dem Tumorstadium oder dem Grading (Fowler et al. 1988). Untersuchungen von Morris u. Green Dodd (1990) konnten zeigen, daß bei Patienten mit Prostatakarzinomen eine höhere Expression der m-RNA für den EGF-Rezeptor gefunden wurde, als in gutartigem Prostatagewebe.

Mehrere Untersuchungen haben die Bedeutung von Tumorsuppressionsgenen für das Prostatakarzinom untersucht. Eine abnorme Expression des Retinoblastom-Genproduktes wurde bei einer von 3 menschlichen Prostatakarzinom-Zellinien beschrieben. Die Einschleusung des normalen Retinoblastom-Genes in diese Linie führte zu einer Reduktion der Tumorbildung bei Nacktmäusen (Bookstein et al. 1990). Eine Erhöhung des Metastasierungspotentials kann evtl. durch eine Transfektion mit dem h-ras-Gen erzielt werden (Treiger u. Isaacs 1988).

Untersuchung der Steroid-Rezeptoren

Das Vorliegen von Androgenrezeptoren korreliert besser mit der Hormonempfindlichkeit eines Prostatakarzinoms als das Vorliegen von Östrogenrezeptoren oder Progesterin-Rezeptoren. Die Konzentration des Dihydrotestosteron-Rezeptors steht in einem proportionalen Zusammenhang mit dem Ansprechen auf eine Hormontherapie (Trachtenberg u. Walsh 1982).

Eine neue Klasse von Peptid-Rezeptoren für das Gondadotropin-releasing-Hormon (GnRH) wurde in einer hormonempfindlichen Prostatakarzinom-Zellinie entdeckt. Diese Peptidrezeptoren werden nicht von den hormoninsensitiven Zellinien exprimiert, obwohl der entsprechende Ligand vorhanden ist (Qayum et al. 1990). Dieses deutet auf einen direkten Unterschied zwischen hormonsensitivien und hormoninsensitiven Zellinien hin.

Hormontherapien beim Prostatakarzinom wurden seit den 40er Jahren durch Huggins u. Hodges popularisiert (Huggins u. Hodges 1941). Die Therapie von Prostataerkrankungen wurde jedoch bereits vor der Jahrhundertwende durch W. H. White (1893) durch eine Orchiektomie durchgeführt. Erst in den frühen 50er Jahren wurden die ersten Analysen der Hormontherapie beim Prostatakarzinom publiziert. In diesen Untersuchungen zeigte sich die Hormontherapie als vorteilhaft (Nesbit u. Baum 1950). Die ersten prospektiven randomisierten Untersuchungen wurden 1967 von der urologischen Forschungsgruppe der Veterans Administration veröffentlicht. Diese Untersuchungen zeigten eine vergleichbare Gesamtüberlebenszeit für Patienten, die mit einer Orchiektomie oder einem Placebo behandelt wurden und für Patienten, die mit einer Östrogentherapie oder einem Placebo behandelt worden waren (VACURG 1967; Blackard et al. 1973). Erst später stellte sich heraus, daß viele der Patienten, die eine Placebotherapie erhalten hatten, später von ihren Hausärzten behandelt wurden. Das Resultat dieser Untersuchung war, daß eine frühe Behandlung und eine verzögerte Behandlung den gleichen Erfolg hatten. Ob der Behandlungsbeginn auf die Überlebenszeit Einfluß hat, wird gegenwärtig in einer Untersuchung des Medical Research Council an asymptomatischen Patienten untersucht.

Die 1967 publizierte Vacurg-Studie zeigte jedoch, daß die Östrogentherapie eine deutliche kardiovaskuläre Toxizität aufwies. Aus diesem Grunde wurden alternative medizinische Therapien für das Prostatakarzinom entwickelt und untersucht. Cyproteronacetat, Medroxyprogesteronacetat und Flutamid erwiesen sich dabei als wirkungsvolle Einzelsubstanzen für die Therapie des Prostatakarzinoms (Pavone-Macaluso et al. 1986; Sogani et al. 1975).

In den frühen 80er Jahren erfolgte die Einführung der Gonadotropin-releasing-Hormon-Agonisten. Die Vorzüge dieser Behandlung sind die Spezifität und das Fehlen der kardiovaskulären Toxizität (Waxmann 1987). Die einzige Nebenwirkung der Gonadotropin-releasing-Hormon-Agonisten ist ein flare-up, welches durch die gleichzeitige Gabe von Antiandrogenen vermieden werden kann (Waxman et al. 1988). Diese Therapie steht jetzt in Form monatlich zu verabreichender Depot-Präparate zur Verfügung. In der Entwicklung sind länger wirksame Depot-Präparate, die alle 2–3 Monate gegeben werden können (Waxman et al. 1990).

Totale Androgenblockade

Das Konzept der totalen Androgenblockade beinhaltet die Ausschaltung aller androgenen Quellen. Bei einem medikamentös kastrierten Patienten können bis zu 45 % der Androgene aus der Nebenniere stammen. Untersuchungen von Labrie et al. konnten zeigen, daß die Behandlung von Antiandrogenen in Kombination mit einem Gonadotropin-releasing-Hormon-Agonisten von Vorteil für den Patienten ist. Eine klinische Studie des National Cancer Institute verglich die Behandlung von Leuprorelinacetat in Kombination mit Flutamid versus Leuprorelinacetat alleine. Über 600 Patienten wurden untersucht. Die mediane Progressionszeit betrug bei den Patienten mit totaler Androgenblockade 16 Monate versus 14 Monate, die mediane Überlebenszeit 35 Monate versus 28 Monate (Crawford et al. 1989).

Weitere Studien konnten zeigen, daß die komplette Androgenblockade eine Verlängerung der progressionsfreien Zeit bewirkt. Allerdings konnte nur in einer von 9 Studien eine Verlängerung der Überlebenszeit nachgewiesen werden (Beland et al. 1990; Mahler et al. 1990; Bertagna et al. 1990; de Voogt 1990; Boccardo 1990; Crawford et al. 1990; Ferrari et al. 1990; Haeflinger 1990; Iversen 1990; Foucade et al. 1990). Diese Daten zeigen, daß die totale Androgenblockade beim Prostatakarzinom sinnvoll ist. Ob neue antiandrogene Medikamente oder eine frühe adjuvante Chemotherapie ebenfalls eine Verlängerung der progressionsfreien Zeit zeigen oder eine Verlängerung des Überlebens beim Prostatakarzinom bewirken, ist zum jetzigen Zeitpunkt nicht gesichert (Lungmayr 1989; Neri u. Kassem 1984; Osborne et al. 1990).

Literatur

Beland G, Elhilali M, Fradet Y et al. (1990) Randomized study comparing orchiectomy and anandron in advanced prostate cancer. Gynecol Endrocrinol 4 [Suppl 2]: 81

Bertagna C (1990) Treatment of metastatic prostate cancer with orchiectomy and anandron (Nilutamide): results of a double-blind study versus orchiectomy and placebo. Gynecol Endocrinol 4 [Suppl 2]: 82

Blackard CE, Byar DP, Jordan WP, Vacurg (1973) Orchiectomy for advanced prostatic carcinoma. Urology 1 (6): 553

Boccardo F (1990) Treatment of prostatic cancer with LH-RH analogues alone or in combination with pure antiandrogens. Gynecol Endocrinol 4 [Suppl 2]: 84

Bookstein R, Shew JY, Chen PL, Scully P, Lee WH (1990) Suppression of tumorigenicity of human prostate carcinoma cells by reoplacing a mutated RB gene. Science 247: 712

Carter BS, Epstein JI, Isaacs WB (1990) ras Gene mutations in human prostate cancer. Cancer Res 50: 6830

Crawford ED, Eisenberger MA, McLeod DG et al. (1989) A controlled trial of leuprolide with and without flutamide in prostatic carcinoma. N Engl J Med 321 (7): 419

Crawford ED, BErtagna C, Smith JA et al. (1990) A randomized, controlled clinical trial of leuprolide and anandron versus leuprolide and placebo for advanced prostate cancer. Gynecol Endocrinol 4 [Suppl 2]: 85

De Voogt HJ, Klijn JG, Studer U, Schroeder FG, Sylverster R, de Pauw M, members of the EORTC-GU Group (1990) Comparison of orchidectomy and buserelin combined with anti androgens in the treatment of advanced prostatic cancer. (EORTC-trial 30843). Gynecol Endocrinol 4 [Suppl 2]: 83

Ferrari P, Castagnetti G, Pollastri C, Ferrari G, Tavoni F, Grassi D (1990) LHRH analogue buserelin versus buserelin and flutamide in the treatment of advanced metastatic prostatic carcinoma. Five Years Experience. Gynecol Endocrinol 4 [Suppl 2]: 87

Fleming WH, Hamel A, MacDonald R et al. (1986) Expression of the c-myc protooncogene in human prostatic carcinoma and benign prostatic hyperplasia. Cancer Res 46: 1535

Fourcade O, Carion G, Coloby P, Grise P, Mang P, Soret J, Poteri M (1990) Total androgen blockade in advanced prostate carcinoma: interim report of a double blind study using, zoladex and flutamide. Gynecol Endocrinol 4 [suppl 2]: 89

Fowler JE Jr, Lau JLT, Ghosh L, Mills SE, Mounzer A (1988) Epidermal growth factor and prostatic carcinoma: an immunohistochemical study. J Urol 139: 857

Haefliger JM (1990) A multicentre randomised trial comparing the LHRH analogue 'zoladex' vs 'zoldaex' in combination with flutamide in the treatment of advanced prostate cancer. Gynecological Endocrinology 4 [Suppl 2]: 88

Huggins C, Hodges CV (1941) The effect of castration, of estrogen, and of androgen injection on serum phosphatases in metastatic carcinoma of the prostate. Cancer Res 1: 292

Iversen P Danish Prostatic Cancer Group (1990) Daproca 86-zoladex and flutamide versus orchiectomy for advanced prostatic cancer. Gynecol Endocrinol 4 [Suppl 2[: 88

Lunglmayr G (1989) Casodex (ICI 176,334), a new, non-steroidal anti-androgen. Early clinical results. Horm Res 32 [Suppl 1]: 77

MacDonald A, Chisholm GD, Habib FK (1990) Production and response of a human prostatic cancer line to transforming growth factor-like molecules. Br J Cancer 62: 579

Mahler C, Pinto de Carvalho A, Smith Ph, members of the EORTC GU Group (1990) Randomized study of orchiectomy versus zoladex and flutamide in metastatic prostatic cancer. Gynecol Endocrinol 4 [Suppl 2]: 81

Morris GL, Green Dodd J (1990) Epidermal growth factor receptor mRNA levels in human prostatic tumors and cell lines. J Urol 143: 1272

Neri R, Kassem N (1984) Biological and clinical properties of antiandrogens. In: Bresciani F, King RJB, Lippman ME, Namer M, Raynaud JP (eds) Hormones and cancer 2: proceedings of the 2nd international congress on hormones and cancer. Raven, New York, p 507 (Progress in cancer research and therapy, vol 31)

Nesbit RM, Baum WC (1950) Endocrine control of prostatic carcinoma: clinical and statistical survey of 1,818 cases. JAMA 143: 1317

Osborne CK, Blumenstein B, Crawford ED et al. (1990) Combined versus sequential chemo-endocrine therapy in advanced prostate cancer: final results of a randomized Southwest Oncology Group Study. J Clin Oncol 8: 1675

Pavone-Macaluso M, de Voogt HJ, Viggiano G et al. (1986) Comparison of diethystilbestrol, cyproterone acetate and medrocyprogesterone acetate in the treatment of advanced prostatic cancer: final analysis of a randomized phase III trial of the European Organization For Research On Treatment Of Cancer Urological Group. J Urol 136: 624

Qayum A, Gullick W, Clayton RC, Sikora K, Waxman J (1990) The effects of gonadotrophin releasing hormone analogues in prostate cancer are mediated through specific tumour receptors. Br J Cancer 62: 96

Rijinders AWM, van der Korput JAGM, van Steenbrugge GJ, Romijn JC, Trapman J (1985) Expression of cellular oncogenes in human prostatic carcinoma cell lines. Biochem Biophys Res Commun 132 (2): 548

Sogani OC, Ray B, Whitmore WF Jr (1975) Advanced prostatic carcinoma. Urology VI: 164

Trachtenberg T, Walsh PC (1982) Correlation of prostatic nuclear androgen receptor content with duration of respinse and survival following hormonal therapy in advanced prostatic cancer. J Urol 127: 466

Treiger B, Isaacs J (1988) Expression of a transfected v-Harvey-ras oncogene in a Dunning rat prostate adenocarcinoma and the development of high metastatic ability. J Urol 140: 1580

Veterans Administration Cooperative Urological Research Group (1967) Treatment and survival of patients with cancer of the prostate. Surg Gynecol Obstet 124: 1011

Viola V, Fromowitz F, Oravez s et al. (1986) Expression of ras oncogene p21 in prostate cancer. N Engl J Med 314: 133

Waxman J (1987) Gonadotrophin hormone releasing analogues open new doors in cancer treatment. Br Med J 295: 1084

Waxman J, Williams G, Sandow J et al. (1988) The clinical and endocrine assessment of three different antiandrogen regimens combined with a very long-acting gonadotrophin-releasing hormone analogue. Am J Clin Oncol II [suppl 2]: 152

Waxman J, Sandow J, Abel P, Barton C, Keane P, Wiliams G (1990) Three-monthly GnRH agonist (Buserelin) for prostatic cancer. Br J Urol 65: 43

White JW (1893) The present position of the surgery of the hypertrophied prostate. Ann Surg 18: 152

Neoadjuvante Androgendeprivation vor radikaler Prostatatektomie beim Tumorstadium T3

U. W. Tunn, O. Acar, A. J. W. Goldschmidt und Mitglieder des Arbeitskreises für Onkologische Urologie Offenbach e. V. (A.O.U.)

Ein biologisch aggressives Prostatakarzinom kann nur durch operative Entfernung beherrscht werden. Eine komplette operative Tumorexcision durch radikale Prostatovesiculektomie (RPV) ist nur bei Organ-begrenzten Tumorläsionen möglich. Die 15-Jahres-Überlebensraten nach RPV bei Patienten mit lokalisiertem Prostatakarzinom gleichen den Überlebensraten einer altersentsprechenden Vergleichsgruppe ohne Prostatakarzinom. Die Überlebensraten nach RPV werden bei Organ-überschreitendem Karzinomwachstum, Samenblaseninfiltration, inkompletter Resektion und Tumordissemination drastisch reduziert.

Trotz erheblicher Fortschritte in der präoperativen Diagnostik hat ein hoher Prozentsatz klinisch lokal begrenzt erscheinender Prostatakarzinome die Organgrenzen bereits überschritten. Es ist damit zu rechnen, daß nur die Hälfte der Patienten mit der klinischen Diagnose eines auf einen Prostataseitenlappen beschränkten Karzinoms ein Organ-begrenztes Tumorstadium aufweist. Bei der klinischen Diagnose einer beide Seitenlappen einnehmenden Läsion wird dieser Prozentsatz sogar auf 25 reduziert. Wegen des hohen Anteiles des sogenannten klinischen „Understagings" erscheint deshalb jeder therapeutische Ansatz von besonderem Interesse, der die Chancen einer kompletten Tumorentfernung erhöht (Fair et al. 1993). Unter diesem Aspekt ist die neoadjuvante Androgendeprivation vor radikaler Prostatektomie in letzter Zeit in den Blickpunkt gerückt. Bereits vor mehreren Jahrzehnten wurden Möglichkeiten und therapeutische Chancen einer der radikalen Prostatektomie vorgeschalteten endokrinen Therapie erörtert (Scott 1964; Vallet 1944).

In Zusammenhang mit der neoadjuvanten Therapie wird sich überwiegend mit der Möglichkeit eines präoperativen Down-Stagings beschäftigt, wobei eine Verkleinerung der Tumor-tragenden Prostata („Down-Sizing") und die damit verbundenen verbesserten Operationsbedingungen von einigen Autoren hervorgehoben werden (Monfette et al. 1989; Monfette et al. 1991; Schulmann u. Sassine (1993); Tunn u. Goldschmidt 1990, 1992; Tunn et al. 1992, Vapuck u. Carroll 1992). In Zusammenarbeit mit dem regionalen Arbeitskreis für onkologische Urologie Offenbach e. V. (A. O. U.) hat die Urologische Klinik der Städtischen Kliniken Offenbach eine prospektive Phase-II-Studie durchgeführt und kürzlich über die Effekte einer 2-monaten medikamentösen kompletten Androgendeprivation (KAD) vor RPV berichtet (Tunn u. Goldschmidt 1992). In der vorliegenden Untersuchung werden die Ergebnisse von 147 Patienten ausgewertet, bei denen ein locoregionär fortgeschrittenes T_3-Tumorstadium bei fehlendem Nachweis einer Tumordissemination klinisch diagnostiziert wurde. Das Hauptaugenmerk dieser Untersuchung wird dabei auf die Möglichkeit eines Down-Staging-Effektes der primären T_3-Tumorläsion gelegt.

Patienten und Methodik

284 Patienten mit einem Durchschnittsalter von 63,4 Jahren (Streuungsbereich 41–74 Jahre) erhielten vor retroperitonealer descendierender RPV für die Dauer von durchschnittlich 8 1/2 Wochen eine medikamentöse komplette Androgendeprivation (KAD). Die KAD bestand entweder in einer Cyproteronacetat-(CPA)-Monotherapie mit einer Dosierung von 200 mg/Tag oder in einer Kombinationsbehandlung von einem LH-RH-Agonisten plus CPA mit einer Dosierung von 200 mg in den ersten 4 Wochen der Kombinationsbehandlung und anschließender CPA-Dosisreduzierung auf 50 mg. Nach transrektaler Sonographie (TRUS) unter Einsatz des Brüel & Kjaer US-Scanners Typ 1846 und digitorektaler Untersuchung wurden 147 der 269 Patienten einem klinischen T_3-Stadium zugeordnet. Nach neoadjuvanter Therapie (NAT) erfolgte unmittelbar präoperativ ein klinisches Re-Staging. Zudem wurden die Variablen Prostatavolumen mittels TRUS (mittels Methode nach Bartsch et al.), Serumkonzentration des prostataspezifischen Antigens (PSA) mittels Biermann-Irma-Assay und Regressionsgrading nach histopathologischer Analyse der RPV-Präparate (nach Dhom 1980) ausgewertet. Der retropubischen descendierenden RPV wurde die pelvine Lymphknotendissektion unmittelbar vorangestellt.

Ergebnisse

Das Verhalten der sonometrisch ermittelten Prostatavolumina vor und nach der neoadjuvanten Therapie (NAT) ist in Abb. 1 veranschaulicht. Das mediane Prostatavolumen aller Patienten mit T_3-Tumorläsion betrug initial 29 ml und wurde durch die präoperative medikamentöse KAD auf 18,9 reduziert. Damit ergibt sich ein medianer Abfall des absoluten Prostatavolumens um 10,1 ml, entsprechend einer relativen Volumenreduktion von 34,8 %. Nach Subklassifikation der T_3-Tumorläsionen in die Stadien T_{3a} (unilaterale extrakapsuläre Tumorausbreitung), T_{3b} (bilaterale extrakapsuläre Tumorausbreitung) und T_{3c} (Tumorinvasion der Samenblasen) findet sich das in Abb. 1 veranschaulichte Volumenverhalten. Die medianen Prostataausgangsvolumina waren dabei für die T_{3c}- und T_{3b}-Fälle höher als für die T_{3a}-Fälle und zeigten den ausgeprägtesten Volumenabfall um einen Absolutwert von 12 ml (entsprechend 40 %),

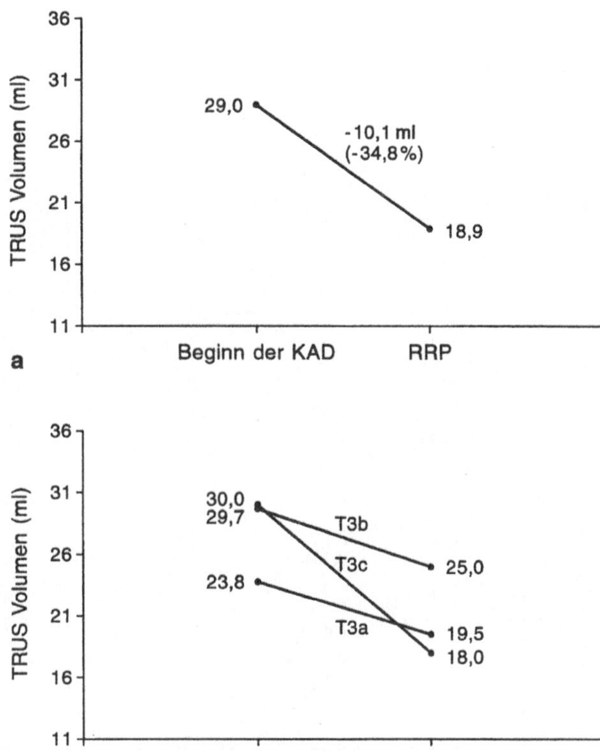

Abb. 1 a, b. Abfall der medianen TRUS ermittelten Prostatavolumina im Stadium T3 vor und nach 2-monatiger neoadjuvanter kompletter Androgendeprivation (n = 95 von 147 Fällen). **a** alle T_3-Fälle, **b** Subklassifikation der T_3-Fälle in T_{3a}, T_{3b} und T_{3c}. KAD Komplette Androgendeprivation, RRP Retroperitoneale radikale Prostatektomie

während der mediane relative Volumenabfall mit 18 % für die T_{3a}-Läsionen geringer war.

Das Verhalten der medianen PSA-Serumkonzentration vor und nach NAT und nach der RPV ist in Abb. 2 veranschaulicht. Der mediane PSA-Wert aller Patienten mit T_3-Läsionen betrug dabei 16,6 ng/ml und wurde durch die neoadjuvante KAD auf 1,7 ng/ml gesenkt. Damit fand sich eine absolute PSA-Reduktion von 14,9 ng/ml, entsprechend einem relativen PSA-Abfall von 89,8 %. Die medianen PSA-Serumkonzentrationen der Patienten mit T_{3c}-Läsionen waren dabei initial mit 24,9 ng/ml signifikant höher als die der Patienten mit T_{3b}- und T_{3a}-Läsionen, die PSA-Werte von 11,3 bzw. 10,8 ng/ml aufwiesen. Nach neoadjuvanter KAD lagen die medianen PSA-Werte im Normbereich.

Bezüglich der Frage des Down-Stagings wurde zum einen das klinische Stadium vor und nach NAT miteinander verglichen und zum anderen das klinische Stadium vor NAT mit dem definitiven pathohistologischen p-Stadium. Der Vergleich des mittels transrektaler 7-Megahertz-Prostatasonographie (TRUS) und digitorektaler Untersuchung ermittelten klinischenStagings vor und nach NAT ergab in 37 % den Eindruck eines Down-Stagings, während bei 63 % keine Änderung des Stagings klinisch nachweisbar war (Abb. 3).

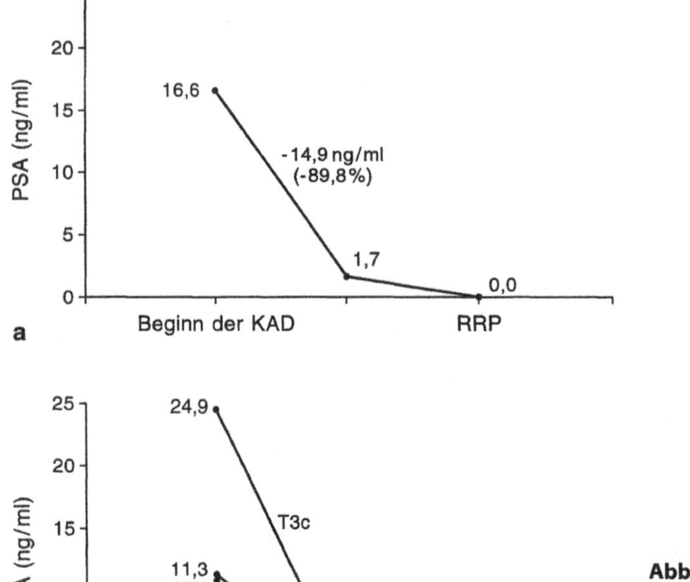

Abb. 2 a, b. Abfall der medianen PSA-Serumkonzentrationen im Stadium T_3 nach neoadjuvanter Androgendeprivation und nach radikaler Prostatektomie (n = 113 von 147 Fällen evaluierbar)

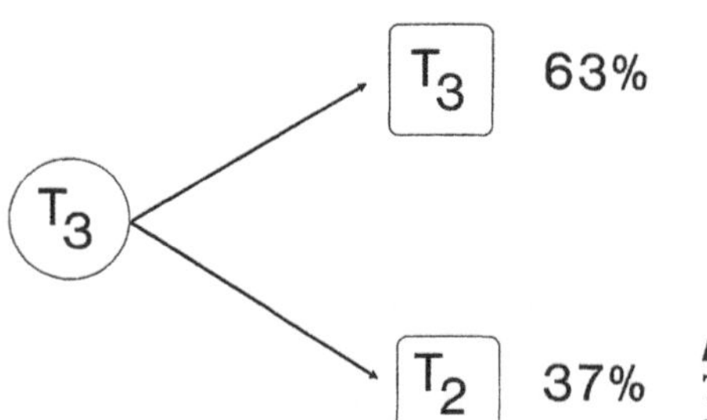

Abb. 3. Klinisches Tumorstaging mittels TRUS und digitorektaler Untersuchung vor und nach neoadjuvanter Therapie (NAT)

Beim Vergleich des klinischen Stadium vor NAT mit dem pT-Stadium fand sich eine Übereinstimmung für T_3-Stadien in 69,4 % (n = 102). In 3,4 % der Fälle zeigte sich eine beginnende Infiltration des Blasenhalses (entsprechend pT_4), während in 27,2 % das p-Stadium niedriger war als das klinische T_3-Ausgangsstadium (Abb. 4). Dabei fand sich in 2 Fällen (entsprechend 1,4 %)

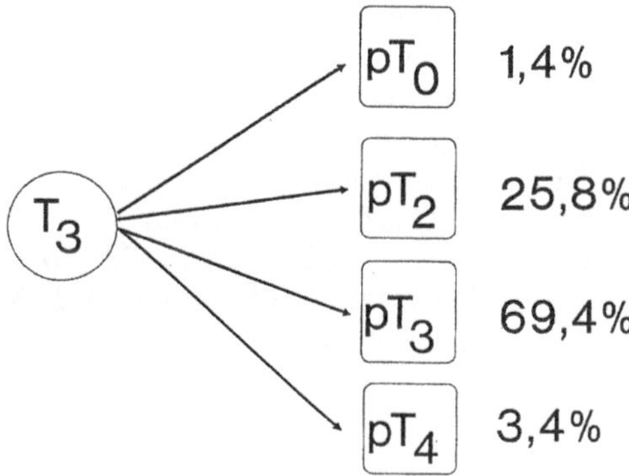

Abb. 4. Klinisches Tumorstaging vor NAT und histopathologisches Staging der RPV-Präparate

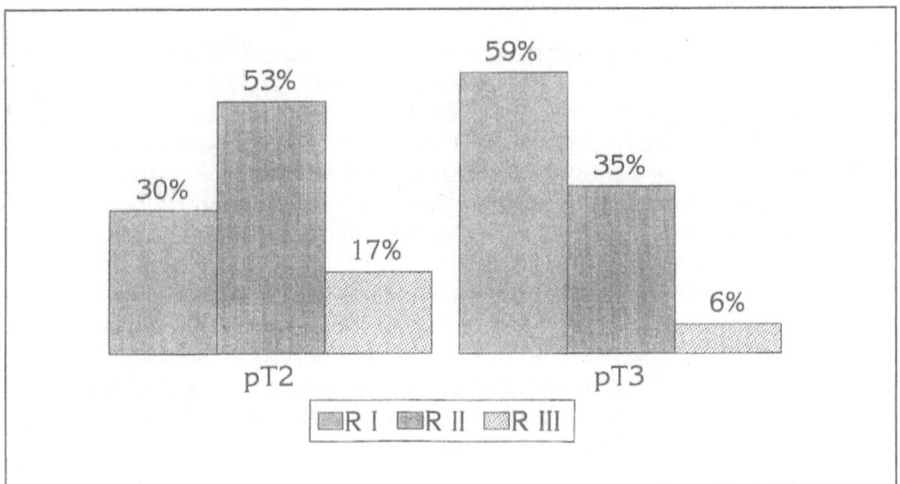

Abb. 5. Regressionsgrading nach Dhom nach neoadjuvanter Therapie (NAT) der pT_2- und pT_3-RPV-Präparate

nach sorgfältiger Analyse des gesamten RPV-Präparates kein Tumornachweis mehr, während sich in 25,8 % die Karzinomläsion keine extrakapsuläre Ausbreitung nachweisen ließ (entsprechend pT_2).

Das nach der Klassifikation von Dhom (1980) ermittelte histo-morphologische Regressionsgrading der RPV-Tumorpräparate ist getrennt nach pT_2- und pT_3-Läsionen bezüglich seiner prozentualen Häufigkeit in Abb. 5 veranschaulicht. Dabei wurde jeweils die vorherrschende Regression für das Präparat festgelegt. In jedem Präparat wurden ausgedehnte Tumorregressionen gefunden, wobei innerhalb der pT_2-Präparate der Regressionsgrad II mit 53 % vorherrschte, während dies bei den pT_3-Läsionen der Regressionsgrad I mit 59 % war.

Positive Lymphknoten (pN_1-pN_2) in den pelvinen Lymphadenektomie-Präparaten wurden histopathologisch bei primären pT_3-Läsionen um ein vielfaches häufiger diagnostiziert als bei pT_2-Läsionen. Der positive Lymphknotenbefall betrug bei pT_3-Stadium 49 % im Vergleich zu 4,1 % bei pT_2-Läsionen.

Die Frühkontinenzrate (Kontinenz innerhalb der ersten 2 postoperativen Monate) betrug 83,4 % bei den pT_3-Tumoren und lag nicht wesentlich niedriger als bei den pT_2-Tumoren (87,9 %). Sogenannte positive Abtragungsränder (basal und lateral) fanden sich in 29,5 % bei den pT_3-Läsionen gegenüber 4,5 % bei pT_2-Läsionen.

Diskussion

Die medikamentöse komplette Androgendeprivation (KAD) wurde der radikalen Prostatovesiculektomie (RPV) bisher im wesentlichen unter dem Aspekt eines Down-Stagings vorangestellt (Fair et al. 1993; Flamm et al. 1991; Kennedy et al. 1992; Mappes et al. 1992; MacFarlane et al. 1992; Morgan u. Myers 1991). Insbesondere sollten dabei die Radikal-Operation beim lokoregionär fortgeschrittenen Prostatakarzinom ermöglicht und die therapeutischen Chancen verbessert werden (Motfette et al. 1989, 1991; Scott 1964; Vallett 1944; Vapuck u. Carroll 1992).

Neuere Untersuchungen über den neoadjuvanten Einsatz einer medikamentösen Androgendeprivation relativieren den klinischen Down-Staging-Effekt. Durch die medikamentös induzierte Verkleinerung der Tumor-Prostata (Down-Sizing) wird ein Down-Staging insbesondere bei der digitorektalen Untersuchung vorgetäuscht. Patho-histologisch läßt sich ein Down-Staging nur in Einzelfällen nachvollziehen (Tabelle 1).

Bei unserem Patientengut mit lokal fortgeschrittenem T_3-Prostatakarzinom ließ sich aufgrund des Vergleiches zwischen klinischem prätherapeutischen Staging und patho-histologischem Staging nach NAT in 27 % ein Down-Staging-Effekt nachweisen. Da der Vergleich zwischen klinischem Staging und patho-histologischem Staging nur ein indirekter sein kann, fehlt in jedem Fall der schlüssige Beweis eines NAT-bedingten Down-Staging-Effektes. Die Zahl von 27 % dürfte jedoch das mögliche Ausmaß des günstigen Effektes einer NAT auf Androgen-manipulierbare Tumorzellkompartimente beschreiben.

In unseren Untersuchungen konnten wir sowohl bei T_2-, als auch bei den hier analysierten T_3-Tumorläsionen die durch die medikamentöse Androgendeprivation erzielte Prostatavolumenreduktion bestätigen. Mit der Volumenreduktion geht eine ausgeprägte Tumorregression einher. Volumenreduktion und Tumorregression bestimmen das digitorektale Untersuchungsergebnis und täuschen einen Down-Staging-Effekt vor.

Der Abfall des PSA-Wertes und die direkt am Tumor nachgewiesenen regressiven Veränderungen lassen sich als Folge der NAT im Sinne einer Herabsetzung der Bioaktivität des Prostatakarzinoms interpretieren. Der Abfall

Tabelle 1. Ergebnisspiegel der Pilotstudien bezüglich „Downstaging-Effekt" der neoadjuvanten Therapie

Autor	Pat zahl	Neoadj. Therapie	Dauer Mon.	PSA-Abfall	Prost.vol. redukt.	Klin. Downstg.	Pathohist. Downstg.
Flamm et al. 1991	21	LH-RH-A. + Flutamid	3	99,5 %	39,5 %	–	33 %
Monfette et al. 1989	34	LH-RH-A. + Flutamid	3	–	48 %	81 %(DRE)	58 %
Morgan & Myers 1991	35	Megestrolacetat + DES (n = 36) + Cyclophosphamid (n = 22)	3	82 %	–	81 %(DRE)	8 %
McFarlane et al. 1992	20	LH-RH-A. + Flutamid	3	98 %	–	90 %(DRE)	15 %
Vapnek & Carroll 1992	28	LH-RH-A. + Flutamid	3	97 %	38 %	100 %(DRE	14 %
Kennedy et al. 1992	8	LH-RH-A.	2–5	> 90 %	nur DRE	–	30 %
Voges et al. 1992	25	LH-RH-A. + Flutamid	3	PSA-Abfallbei allen pat., bei 14kleiner 0,5 ng/ml	37 %	DeutlicheVer-kleinerungder Prostata bei allen Patienten(100 %)	8 %
Tunn et al. 1992	125 (T_2+T_3)	CPA od. LH-RH + CPA	2	92 %	37,5 %	–	16,3 %
Schulman & Sassine 1993	40	LH-RH-A. + CPA od. Flutamid	2–12	59 % (nicht meßbar) 92,5 % (< 4.0)	30–50 %	50 % (TRUS + DRE)	27 %
Fair et al. 1993	55	DES 3 mg/d	2	49 % (nicht meßbar) 75 % (< 1.0) 98 % (< 4.0)	–	–	26 %
Tunn et al. 1993	147 (T_3)	CPA od. LH-RH + CPA	2	90 %	35 %	37 % (TRUS + DRE)	27 %

der Serum-PSA-Konzentrationen nach der NAT reflektiert aber nicht zwangsläufig das pathologische Tumorstadium (Fair et al. 1993; Oesterling et al. 1993). Auch bei PSA-Werten unter 0,5 ng/ml nach NAT können sich noch extraprostatisch ausgedehnte Tumoren finden, so daß auch sehr stark erniedrigte PSA-Werte keine eindeutige patho-histologische Stadiendiskriminierung zulassen.

Schulman u. Sassine (1993) fanden zwar einen Trend zwischen der Höhe der präoperativen PSA-Werte nach NAT und dem endgültigen pathologischen Staging. Die initiale PSA-Erniedrigung dürfte aber im wesentlichen als Effekt des Androgenentzuges zu interpretieren sein, da die PSA-Synthese Androgen kontrolliert abläuft. Ein signifikanter PSA-Abfall nach Androgendeprivation korreliert somit nicht unbedingt mit einer Reduzierung des Tumorvolumens. Dagegen sind die direkt am Tumor nachgewiesenen regressiven Veränderungen direkte Folge der präoperativen Androgendeprivation. Durch die neoadjuvante Vorbehandlung kann die tumortragende Prostata verkleinert (Down-Sizing) und der Operationsablauf günstig beeinflußt werden. Die auch bei T_3-Tumoren mögliche exakte Apex- und Harnröhren-Präparation findet ihren Niederschlag in der hohen Frühkontinenzrate von über 80 %.

Neben dem Down-Sizing-Effekt wird durch die NAT ein androgenfreies bzw. Androgen-neutralisierendes Milieu zum Zeitpunkt der Operation geschaffen, auf das die Arbeitsgruppe von Monfette und Labrie (1989, 1991) besonders hingewiesen hat. Diese Arbeitsgruppe vertritt die Ansicht, daß die NAT die Implantation von intraoperativ mobilisierten Krebszellen vermeidet. Dieser potentielle positive NAT-Effekt kann jedoch erst von Langzeitergebnissen prospektiver randomisierter Studien überprüft werden. Auf der Basis prospektiver randomisierter Phase-III-Studien (Tabelle 2) sollen zum einen die Früh- und zum anderen die Langzeiteffekte der neoadjuvanten medikamentösen Androgendeprivation überprüft werden. Zur Frühanalyse werden die Auswirkungen auf den Operationsablauf und den lokalen Prostatatumor unter Einschluß des

Tabelle 2. Protokolle zur NAT

Projekt	Stadium	Basisther.	Neoadjuv. Therapie Arme		
			1	2	3
RUTT 135	T1b–T3	RPV	keine	LHRH-A- + CPA 2 Mt.e	–
European P.C. Study Company	T2–3	RPV	keine	LHRH-A + FLU 3 Mt.e	–
LUPCP - 105	C	RPV	keine	LHRH-A + FLU 6 Mt.e.	6 Mt.e präop. + 6 Mt.e posatop.

Parameters negativer Schnittränder erfaßt. In der Langzeitanalyse wird das Verhalten des PSA-Wertes als Effektivitätsparameter über einen Beobachtungszeitraum von 5 Jahren bei der präoperativ vorbehandelten Gruppe mit der unvorbehandelten nach RPV verglichen. Bevor die Ergebnisse dieser Studien nicht vorliegen, ist keine definitive Aussage über einen potentiellen Langzeiteffekt der NAT möglich.

Aufgrund unserer Erfahrungen (Tunn u. Goldschmidt 1990, 1992; Tunn et al. 1992) sind wir jedoch der Ansicht, daß die Kombination von neoadjuvanter Androgendeprivation und RPV eine therapeutische Bereicherung darstellt, zumal ohnehin zwischen Erstellung der Karzinomdiagnose durch transrektale Sextantenbiopsie und Operationstermin ein Zeitraum von mehreren Wochen zum Abklingen der Biopsie-bedingten lokalen Gewebereaktionen empfohlen wird.

Literatur

Bartsch G, Egender H, Hübscher H, Rohr HP (1982)Sonometrics of the prostate. J Urol 127: 1119–1121

Dhom G (1980) Pathologie des Prostatakarzinoms. Verhdlg Dtsch Ges Urol 32: 9–16

Fair WR, Aprikian A, Sogani P, Reuter V, Whitmore WF (1993) The role of neoadjuvant hormonal manipulation in localized prostatic cancer. Cancer 71: 1031–1038

Flamm J, Fischer M,. Höltl W, Pflüger H, Tomschi W (1991) Complete Androgen Deprivation prior to radical Prostatectomy in Patients with stage T3 Cancer of the Prostate. Eur Urol: XX, 192–195

Kennedy TJ, Sonneland AM, Marlett MM, Troup RH (1992) Luteinizing Hormone-Releasing Hormone Downstaging of Clinical Stage. C Prostate Cancer. J Urol 147: 891–893

Mappes C, Melchior SW, Stöckle M, Voges GE (1992) Ist ein „Downstaging" bei T3-Prostatakarzinomen vor radikaler Prostatektomie möglich? Urologe (A) 31 [Suppl]: A 70

MacFarlane MT, Abi-Aad A, Stein A, Danelle J, Belldegrun Da, deKernion JB (1992) Neoadjuvant Hormonal Deprivation in patients with Locally Advanced Prostate Cancer. J Urol 147 [suppl]: 246 A

Monfette G, Dupont A, Labrie F (1989) Temporary combination therapy with Flutamide and Tryptex as adjuvant to radical prostatectomy for the treatment of early stage prostate cancer. In: Labrie F et al. (eds) Early stage prostate cancer: Diagnosis and choice of therapy. Elsevier Science Publishers B. V. (Biomedical Division), P 41

Monfette G, Dupont A, Labrie F et al. (1991) In: Altwein JE, Faul P, Schneider W (eds) Incidental Carcinoma of the Prostate. Springer Berlin pp 246–253

Morgan WR, Myers RP (1991) Endocrine Therapy (ET) prior to Radical Retropubic Prostatectomy (RRP) for Clinical Stage. C Prostate Cancer (PC): Pathologic and Biochemical Response. J Urol: XX 316 A

Oesterling JW, Andrews PE, Suman VJ, Zincke H, Myers RP (1993) Preoperative androgen deprivation therapy: Artificial lowering of serum prostate specific antigen without downstaging the tumor. J Urol 149: 779–782

Schulman CC, Sassine AM (1993) Neoadjuvant Hormonal Deprivation before Radical Prostatectomy. Eur Urol 24: 450–455

Scott WW (1964) An evaluation of endocrine therapy plus radical perineal prostatectomy in the treatment of advanced carcinoma of the prostate. J Urol XX 91–97

Tunn UW, Goldschmidt AJW (1990) Effects of temporary antiandrogenic treatment prior to radical prostatectomy. In: Murphy G, Khoury S, Chatelan C, Denis L (eds) Recent Advances in Urological Cancers Diagnosis an Treatment. Paris, June 27–29, pp 102–107

Tunn UW, Goldschmidt AJW, Steigerwald S (1992) Efficacy of neoadjuvant antiandrogenic treatment prior to radical prostatectomy. J Urol 147: 131 A

Tunn UW, Goldschmidt AJW (1992) Effekte der neoadjuvanten medikamentösen kompletten Androgendeprivation vor radikaler Prostatovesiculektomie. In: Jocham D (Hrsg) Aktuelle Aspekte des Prostatakarzinoms. Thieme, Stuttgart, S. 31–38

Vallett BS (1944) Radical perineal prostatectomy subsequent to bilateral orchiectomy. Del Med J 16: 1

Vapnek JM, Carroll PR (1992) Neoadjuvant Hormonal Downsizing of Clinical Stage. C Carcinoma of the Prostate. J Urol 147 [Suppl]: 247 A

Partielle versus komplette Androgendeprivation

J. E. Altwein

Die rationale Basis zur zusätzlichen Ausschaltung der nach Orchiektomie oder kontrasexueller Therapie mit LHRH-Analoga verbleibenden Restandrogene (Testosteron unter 0,5 ng/ml) am Zielorgan durch Antiandrogene basiert auf der Hypothese, daß adrenale Androgene im Prostatakarzinom als Dihydrotestosteron kumulieren und ein weiteres Karzinomwachstum stimulieren sollen. Außerdem soll in der initialen Stimulationsphase der Therapie mit LHRH-Analoga eine zusätzliche testosteronabhängige Proliferation des Prostatakarzinoms eintreten.

Klinische Daten randomisierter Studien mit langer Nachbeobachtungszeit, welche den Vorteil der kompletten Androgenblockade gegenüber der alleinigen chirurgisch oder medikamentös herbeigeführten Kastration bestätigen und damit die Ergebnisse von Labrie et al. (1983) unterstützen könnten, liegen vor. Die längste Nachbeobachtungszeit wurde in der SWOG-Studie 8494 mit 60 Monaten erreicht (Abb. 1, 2). Das Studiendesign ist a.a.O. ausführlich ab-

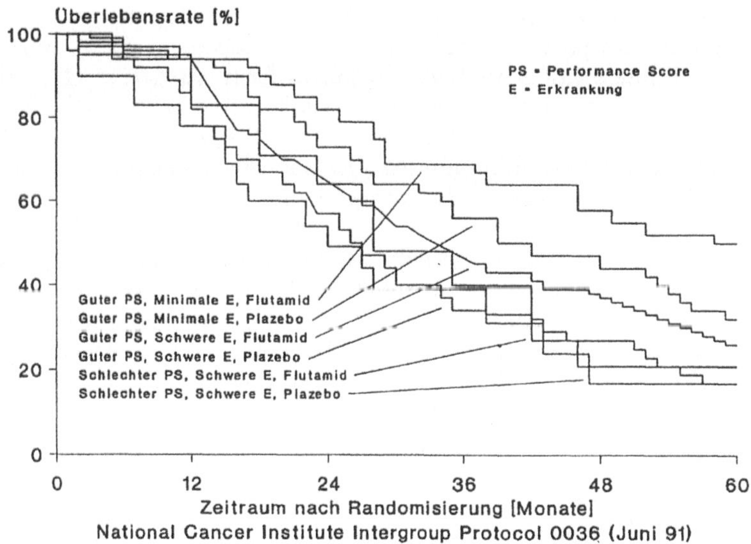

Abb. 1. Überlebensrate klassifiziert nach Schichtung und randomisierter Therapie

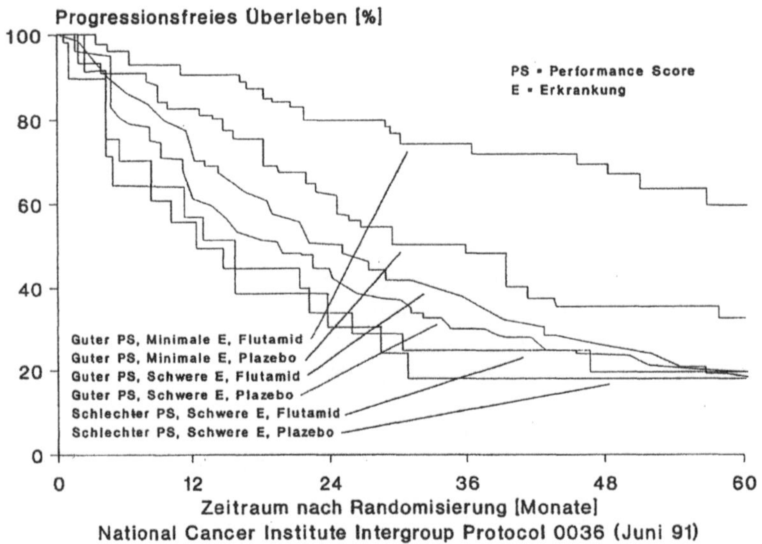

Abb. 2. Progressionsfreies Überleben klassifiziert nach Schichtung und randomisierter Therapie

gehandelt (Crawford et al. 1989): 603 auswertbare Patienten wurden zur Berechnung des progressionsfreien und globalen Überlebens herangezogen. In beiden Endpunkten wurde ein statistisch signifikanter Unterschied erreicht. Insgesamt betrug im Kombinationsarm (Flutamid plus Leuprorelin) der Median des progressionsfreien Überlebens 16,9 Monate versus 13,8 Monate im Leuprorelin-plus-Placebo-Arm. Die Überlebensmediane betrugen 35,1 über 29,3 Monate (McLeod 1992). In jedem Arm wurden je 41 Männer mit minimaler Erkrankung randomisiert, zwischen den beiden Behandlungsarmen divergieren die Mediane der Zeit bis zur Progression zwischen 53,8 und 19,1 Monaten. Im Kombinationsarm ist der Überlebensmedian nach 60 Monaten noch nicht erreicht, betrug hingegen im Leuprorelin-plus-Placebo-Arm 41,5 Monate.

Aus den Behandlungsergebnissen in diesem Stadium dürfte eine echte therapeutische Alternative zur radikalen Prostatektomie mit adjuvanter Therapie im Stadium D_1 erwachsen. Patienten mit schwerer Erkrankung, aber gutem Leistungsindex erreichten eine mediane Zeit bis zur Progression von 15,8 über 12,6 Monaten. Die Überlegenheit der kompletten Androgendeprivation kommt auch in der ungünstigsten Gruppe (schwere Erkrankung bei schlechtem Leistungsindex) zum Tragen.

Diese günstigen Ergebnisse konnten in der kanadischen Phase-III-Studie, in die 203 Patienten rekrutiert wurden, nur bedingt bestätigt werden, denn die Überlebenszeit war nur 7 Monate länger, wenn Nilutamid mit Orchiektomie Behandlungsmodalität war (Béland 1991). Eine weitere Phase-III-Studie, die 571 Patienten umfaßte, vergleicht Flutamid plus Goserelinazetat mit Goserelinazetat allein bei Patienten mit fortgeschrittenem Prostatakarzinom, von denen 57 % Metastasen hatten (Protokoll 1509 der IcI; Tyrrell et al. 1991). Wiederum war der Behandlungsvorteil der SWOG 8494 nicht zu reproduzieren; es hatten dort allerdings 100 % Knochenmetastasen zu Therapiebeginn. Die Kombinationstherapie im Protokoll 1509 war nebenwirkungsreicher. Die eine Phase-III-Studie, die ebenfalls die Nützlichkeit der kompletten Androgendeprivation prüfte und eine Progressionsverzögerung fand, ist das Protokoll 30 853 der EORTC (Denis et al. 1991; Tabelle 1): Diese Studie randomisierte 327 Patienten zwischen Kastration und Goserelinazetat (3,6 mg/4 Wochen) plus Flutamid (3 x 320 mg/Tag). In den Studienendpunkten – Zeit bis zur objektiven Progression – zeigte sich bei einem p = 0,002 ein Vorteil für die Kombinationsbehandlung; die Überlebensrate unterschied sich bei einem p = 0,06 zugunsten der Kombination. Allerdings ist die Studie noch nicht „ausgereift“; nach 3 Jahren sind von 148 bzw. 149 Patienten in jedem der beiden Behandlungsarme nur 12 bzw. 28 „at risk“. Das Problem der Studienreife und die Auswirkung auf die Ergebnisse zeigt eine Übersicht der Studien, die partielle mit kompletter Androgendeprivation verglichen, vom September 1990 (Tabelle 2) und vom September 1991 (Tabelle 3–5). Danach unterstützen die Daten von zwei internationalen Studien die lebensverlängernde Wirkung der kompletten Androgendeprivation (Tabelle 5). Für eine abschließende Beurteilung werden aber auch größere Patientenzahlen zu den Kontrollen benötigt. Diesen

Tabelle 1. Progressionsraten im Protokoll 30853 der EORTC (Denis et al. 1991)

Endpunkt	Orchiektomie n = 163	Goserelin und Flutamid n = 164
keine Progression	31 %	38 %
subjektive Progression	22 %	"= %
objektive Progression	10 %	12 %
subjektive und objektive Progression	13 %	13 %

Tabelle 2. Ergebnisse wichtiger Studien zur partiellen versus kompletten Androgendeprivation

	Komplette Androgendeprivation vorteilhaft			
	SWOG 8494	Canada	EORTC 30853	DAPROCA 86
Zeit bis zur subjektiven Progression	–	+ (p=0,008)	+ (p=0,018)	+ (p=0,047)
Zeit bis zur objektiven Progression	+ (p=0,039)	–	+ (p=0,01)	–
Überlebensrate	+ (p=0,035)	+ (p=0,04)	–	–

Tabelle 3. Statistische Unterschiede bezüglich der Zeitdauer bis zur subjektiven Progression

	Kombinationsbehandlung	Monotherapie
NCI 036	-	-
Canada	+ (p = 0.001)	-
EORTC 30853	+ (p = 0.008)	-
DAPROCA 86	+ (p = 0.047)	-

Tabelle 4. Statistische Unterschiede bezüglich der Zeitdauer bis zur objektiven Progression

	Kombinationsbehandlung		Monotherapie
NCI 036	+ (p = 0.039)		
Canada	-	p = 0.462)	-
EORTC 30853	+ (p = 0.002)		
DAPROCA 86	-	(p = 0.69)	-

Tabelle 5. Statistische Unterschiede bezüglich der Überlebensdauer

	Kombinationsbehandlung		Monotherapie
NCI 036	+ (p = 0.035)		
Canada	-	(p = 0.137)	
EORTC 30853	+ (p = 0.06)		-
DAPROCA 86	-	(p = 0.64)	-

günstigen Feststellungen stehen allerdings Nebenwirkungen und Kosten entgegen.

Mit Hilfe einer Metaanalyse sollen die Daten von 4 Phase III-Studien, die eine partielle mit einer kompletten Androgendeprivation vergleichen, analysiert werden (Dalesio 1990; Tabelle 6). Bertagna et al. (1991) präsentierten alle Nilutamid-geschützten Studien mit 1056 auswertbaren (von 1181) Patienten (vgl. oberes Drittel der Tabelle 6). Danach hatten 50 % der komplett androgenopriv Behandelten vs 33 % der partiell androgenopriv Behandelten eine partielle oder partielle Remission ($p < 0{,}001$), Knochenschmerzen und Tumormarker werden signifikant ($p < 0{,}01$) durch die Kombination gebessert – ein Ergebnis, das auch von Tyrell et al. (1991) bestätigt wurde – und die Progressionswahrscheinlichkeit fiel signifikant (Odds ratio 0,84; $p = 0{,}05$). Abschließend sei betont, daß die größten Vorteile der kompletten Androgendeprivation auf seiten der Kranken mit minimaler Metastasierung liegen (Tabelle 7) – es erscheint plausibel, auch die adjuvante Therapie dem Prostatakarzinom entsprechend zu überdenken.

Tabelle 6. Übersicht der 21 Studien zur kompletten vs. partiellen Androgendeprivation (Dalesio 1990). A Anandron, B Buserelin, C CPA, F Flutamid, L Leuprorelin, O Orchiektomie, p Plazebo, Z Zoladex, X Optional (B/0)

Code	Nr.	Koordinator	Arm	Kontrolle	Anzahl Arm	Kontrolle
Randomisierte Studien mit Anandron						
83C	F/82/908/01	Navratil	X + A	X + p	107	101
83A	F/82/908/03	Brisset	0 + A	0 + p	66	63
83B	F/84/908/01	Namer	0 + A	0 + p	73	78
84A	CDN/83/908/05	Béland	0 + A	0 + p	105	103
85A	ZA/85/908/02	Du Plessis	0 + A	0 + p	6	5
86C	GHBA-606	Crawford	L + A	L + p	209	202
86A	FF/96/908/01	Janknegt	0 + A	0 + p	225	232
86B	CH/85/908/05	Knonagel	0 + A	0 + p	26	25
Randomisierte Studien mit Flutamid						
85B	NCI/INT 0036	Crawford	L + F	L + p	311	306
86E	EORTC 30853	Denis	Z + F	0	163	160
99A	SCH-Plough	Delaere	0 + F	0 + p	72	76
86F	DAPROCA	Iversen	Z + F	0	129	133
86D	118,360/1509 PCSG	Lunglmayr/ Tyrrell	Z + F	Z	293	293
99B	118,630/1511/ WPSG	Senge	Z + F	Z	30	24
			0 + F	0	32	28
87A	PONCAP	Boccardo	Z + F	Z	161	158
87B	118,630/1507	Fourcade	Z + F	Z + p	120	125
89A	SWOG-8894/ INT 0105	Eisenberger	0 + F	0 + p		
Randomisierte Studien mit Cyproteron Azetat						
81A	EORTC 30805	Robinson	0 + C	0	121	117
84B	118,630/1502- - 1503	Di Silverio	Z + C	Z	165	163
84C	EORTC 30843	De Voogt	B + C	0	99	108
			B + C		100	
99C	BPCRGT/SCH262	Gingell	Z + C	Z	174	175

Tabelle 7. Todesfälle der Patienten mit minimaler Erkrankung (Denis et al. 1991)

Studie	komplette Androgendeprivation	partielle Androgendeprivation
SWOG 8494		
nachuntersucht	41	41
verstorben	19	29
EORTC 30853		
nachuntersucht	30	20
verstorben	10	10 (Sterberate 1,92)

Literatur

Béland G (1991) Combination of anandron with orchiectomy in treatment of mestastatic prostate cancer. Urology 37 [Suppl]: 25–29

Bertagna C, de Gery A, hucher M, Francois JP, Zanirato J, Roussel UCLAF (1991) Efficacy of the combination of anandron woth orchiectomy in stage D prostate cancer. Review of seven studies including 1191 patients. Abstractbook of the 1st international congress of the Dutch Urological Association (NVU) „Progress and controversies in oncological urology III", Rotterdam, 9–13 Oct 1991, p 4

Crawford ED, Eisenberger MA, McLeod DG et al. (1989) A controlled trial of leuprolide with and without flutamide in prostatic carcinoma. N Engl J Med 321: 419–424

Dalesio O (1990) Complete androgen blockade in prostate cancer. Organzing an overview. Cancer 66: 1080–1082

Denis L, Smith P, Carneiro de Moura JL et al. (1991) Total androgen ablation: European experience. Urol Clin N Am 18: 65–73

Iversen P, Christensen MG, Friis E et al. (1990) A phase III trial of zoladex and flutamide versus orchiectomy in the treatment of patients with advanced carcinoma of the prostate. Cancer 66: 1058–1066

Labrie F, Dupont A, Bélanger A et al. (1983) New approach in the treatment of prostate cancer: complete instead of only partial withdrawal of androgens. Prostate 4: 579–584

Tyrrell CJ, Altwein JE, Klippel F et al. (1991) A multicenter randomized trial comparing the LH-RH analogue gosereline acetate alone with flutamide in the treatment of advanced prostate cancer. J Urol 146: 1321–1326

McLeod DG, Crawford D, Blumenstein BA, Eisenberger MA, Dorr FA (1992) Controversies in the treatment of metastatic prostate cancer. Cancer 70: 324–328

Die mikroverkapselte Monatsdepotform von Leuprorelin: Tierversuche und interne Struktur der Mikrokapseln

Y. Ogawa

Einführung

1974 gelang Fujino et al. die Synthese von Leuprorelinacetat, welches zum damaligen Zeitpunkt das potenteste entdeckte LHRH-Analogon war (Abb. 1). Es ist zur Stimulierung der Gonadotropin-Ausschüttung mehr als 100mal so aktiv wie das native LHRH. Die Wirksamkeit des Leuprorelin zur Behandlung des Prostatakarzinoms konnte in mehreren Studien bestätigt werden (Santen et al. 1984; Wojciechowski et al. 1986). 1985 wurden von der FDA in den USA eine wäßrige Lösung dieses Medikaments (Lupron) für die Therapie des Prostatakarzinoms als tägliche Injektion in einer Dosis von 1 mg genehmigt.

Die tägliche Injektion über sehr lange Zeiträume wurde jedoch von vielen Patienten als unangenehm empfunden. Aus diesem Grunde wurden alternative injizierbare Dosierungsformen untersucht, bei denen Leuprorelin in einer kontrollierten Geschwindigkeit über einen Monat nach einer einzelnen Injektion freigesetzt wird. Da es wünschenswert ist, daß die Trägersubstanz gleichzeitig mit der Freisetzung des Medikaments abgebaut wird, wurde eine mikroverkapselte Depotform aus biologisch abbaubaren Polymeren entwickelt. In der folgenden Arbeit soll die Präparation und die interne Struktur der Mikrokapseln dargestellt werden.

(Pyro)Glu-His-Trp-Ser-Tyr-Gly-Leu-Arg-Pro-Gly-NH2

LHRH

(Pyro)Glu-His-Trp-Ser-Tyr-D-Leu-Leu-Arg-Pro-$NHCH_2CH_3$ Actat

Leuprorelinacetat, TAP-144

Abb. 1. Aminosäuresequenz von LHRH und Leuprorelinacetat

Experimente

Präparation der Mikrokapseln

Poly-Milchsäure (im weiteren Text abgekürzt als PLA) und Co-Poly-(Milch/ Glykol-)Säure (PLGA), biologisch abbaubare und biokompatible Polymere, wurden als Substanzen für die Mikrokapselwand ausgesucht, weil sie beim Menschen bereits in Form von chirurgischem, selbstresorbierbarem Nahtmaterial eingesetzt wurden. Diese Polymere werden nichtenzymatisch durch den Kontakt mit Wasser zu wasserlöslichen Monomeren oder Oligomeren hydrolysiert und werden dann aus dem Körper ausgeschieden (Tice u. Coswar 1984; Abb. 2).

Um Mikrokapseln zu erhalten, die kontinuierlich Leuprorelin freisetzen, wurde eine neue Mikroeinschluß-Technik erprobt. Hierbei handelt es sich um eine Trocknungsmethode in Wasser mit Hilfe von W/O/W-Emulsion, eine Art von Lösungmittelverdunstungs-Methode (Ogawa et al. 1988a). Das Vorgehen kann kurz wie folgt beschrieben werden: eine wäßrige Leuprorelinacetat-Lösung und eine PLA- oder PLGA-Methylenchlorid-Lösung werden gemischt, um eine W/O-Emulsion herzustellen.

Diese Emulsion wird in eine wäßrige Polyvinylalkohol-Lösung gegossen, um eine W/O/W-Emulsion herzustellen. Nachfolgend wird das Methylenchlorid verdampft. Das Polymer wird in der Ölphase zu Mikrokapseln präzipitiert, die die innere wäßrige Phase einschließen. Die gehärteten Mikrokapseln werden dann, um das Wasser zu entfernen, lyophilisiert und pulverisiert.

Wir synthetisierten PLA und PLGA mit verschiedenen Molekulargewichten und unterschiedlichen Co-Polymer-Verhältnissen zwischen Milchsäure und Glykolsäure. Wir stellten Mikrokapseln aus verschiedenen PLA und PLGA her und beurteilten dann das Freisetzungsmuster des Peptids und die Auflösung bzw. den Abbau der Mikrokapseln in Phosphatpuffer, pH 7,0. Mikrokapseln,

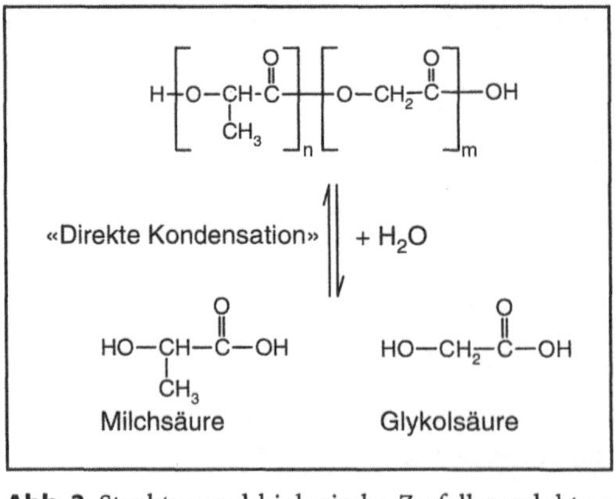

$$H\left[O-CH(CH_3)-C(=O)\right]_n\left[O-CH_2-C(=O)\right]_m-OH$$

«Direkte Kondensation» $\rightleftharpoons$ $+ H_2O$

$$HO-CH(CH_3)-C(=O)-OH \qquad HO-CH_2-C(=O)-OH$$

Milchsäure Glykolsäure

Abb. 2. Struktur und biologische Zerfallsprodukte von PLA und PLGA

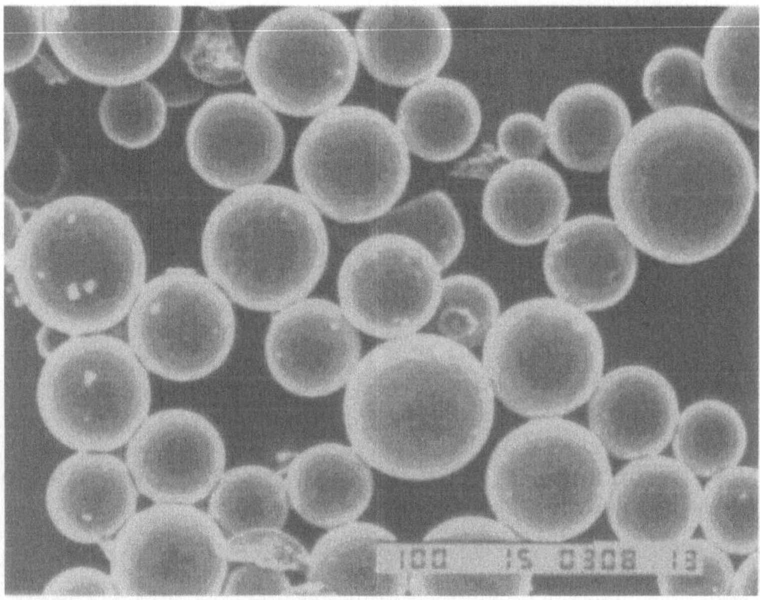

Abb. 3. Elektronenmikroskopische Aufnahme von PLGA-MC

die mit PLGA mit einem Co-Polymer-Verhältnis von 3:1 und einem durchschnittlichen Molekulargewicht von 10 000 hergestellt wurden, setzen Leuprorelin mit einer Geschwindigkeit praktisch nullter Ordnung frei (Ogawa et al. 1988 b, c). Die Mikrokapseln werden im weiteren Text als PLGA-MC abgekürzt. Abbildung 3 zeigt eine elektronenmikroskopische Aufnahme der PLGA-MC.

Diese Mikrokapseln sind ziemlich kugelförmig und die Partikelgröße lag mit einer sehr geringen Variationsbreite um die 20 μm.

Tierversuche

Die PLGA-MC wurden Ratten im Alter von 6 oder 10 Wochen subkutan oder intramuskulär injiziert. Die Ratten wurden zu verschiedenen Zeiten nach der PLGA-MC-Gabe durch Eröffnung der Aorta getötet und die Injektionsstellen wurden exzidiert. Die Leuprorelin-Mengen im Serum und die Restmengen an den Injektionsstellen wurden bestimmt und auch das Testosteron im Serum wurde mit der in einer früheren Veröffentlichung beschriebenen Methode gemessen (Ogawa et al. 1989).

Elektronenmikroskopische Untersuchungen

Der Querschnitt der PLGA-MC wurden folgendermaßen angefertigt: PLGA-MC wurden in Wasser suspendiert und gleich auf einen Aluminium-Objektträger getropft. Diese Tropfen wurden dann sofort mit flüssigem Stickstoff gefroren, danach gehärtet, und die Oberfläche wurde mit einem Mikrotom geschnitten, um die Schnittoberfläche zu erzeugen. Die Oberfläche und der Querschnitt der PLGA-MC wurden mit einem Elektronenmikroskop untersucht (Hitachi, Japan) und Photomikrographien aufgenommen.

Ergebnisse und Diskussion

Die Freisetzung aus PLGA-MC in-vivo und die Entwicklung des Leuprorelin-Serumspiegels

Das Leuprorelin wurde am Anfang einen Tag lang etwas schneller abgegeben, dann über vier Wochen jedoch mit einer linearen Abgabe. Die Freisetzungsrate korrelierte recht zufriedenstellen mit einer Freisetzungsrate erster Ordnung. Wir bestätigten, daß an der Injektionsstelle am 28. Tag kaum noch Rest vorhanden sind (Ogawa et al. 1988c). Abbildung 4 zeigt die Leuprorelin-Serumspiegel bei männlichen Ratten nach einer einmaligen Injektion von 3 mg/kg PLGA-MC.

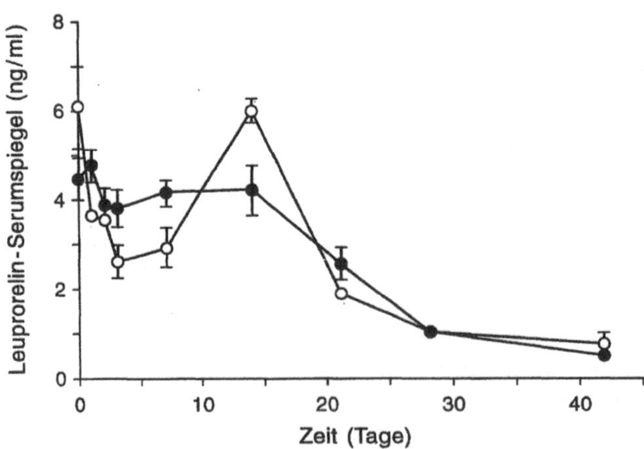

Abb. 4. Leuprorelin-Serumspiegel bei Ratten nach subkutaner und intramuskulärer Injektion von PLGA-MC mit einer Dosis von 3 mg/kg. Jeder Punkt steht für den Durchschnitt der Ergebnisse bei fünf Ratten mit Standardfehler (Kreise subkutan, Punkte intramuskulär)

Die anfängliche Freisetzung der Substanz aus den PLGA-MC verursachte einen schnellen Anstieg des Serumspiegels, danach lag dieser Spiegel aber über 3 Wochen recht konstant bei etwa 4 ng/ml. Nach 3 Wochen fiel der Spiegel dann langsam ab (Ogawa et al. 1989).

Entwicklung des Testosteron-Serumspiegels bei Tieren nach einer einmaligen und nach wiederholten Injektionen der PLGA-MC

Die Testosteron-Serumspiegel bei Tieren nach einer Einzeldosis von PLGA-MC stiegen in der Frühphase aufgrund der stimulierenden Wirkung des Leuprorelins an, fielen dann aber aufgrund des paradoxen Effektes unter den Normalwert ab und lagen dann über mehr als 6 Wochen auf diesem niedrigen Niveau (Ogawa et al. 1989). Abbildung 5 zeigt die durchschnittlichen Testosteron-Serumspiegel bei Ratten und bei Beagle nach monatlich wiederholter Gabe von PLGA-MC. Nach der zweiten und der dritten Injektion nach 4 und 8 Wochen traten keine erneuten Anstiege der Testosteron-Serumspiegel auf.

Bei täglicher Gabe eines LHRH-Agonisten in wäßriger Lösung, beobachteten wir neben der chronischen Wirkung aufgrund des pulsatilen stimulierenden Effektes des Medikaments auch eine akute Wirkung (Okada et al. 1991).

Wenn jedoch PLGA-MC verabreicht wurden, konnten wir neben der chronischen keine akute Wirkung feststellen, da das Medikament kontinuierlich im Blut vorhanden war. Diese Ergebnisse zeigen, daß die Mikrokapsel-Dosierungsform für die LHRH-Therapie sexualhormonabhängiger Erkrankungen geeignet ist.

Struktur der PLGA-MC

Die elektronenmikroskopische Aufnahme der PLGA-MC (Abb. 6) zeigt, daß die Mikrokapseln wie Kugeln mit vielen kleinen Löchern auf der Oberfläche aussehen. Auf der Photomikrographie eines Querschnitts der PLGA-MC sieht man auch im Innern viele kleine Löcher ähnlich denen auf der Oberfläche. Man nimmt an, daß die kleinen Hohlräume im Innern der PLGA-Matrix die Grenzen der inneren wäßrigen Phase der W/O/W-Emulsion während des Herstellungsprozesses der PLGA-MC darstellen. Inzwischen wurde aufgeklärt, daß eine kationische Gruppe des Leuprorelins in der W/O-Emulsion mit einer anionischen Gruppe des Polymers interagiert (Ogawa et al. 1988c). Es wurde geschlossen, daß diese Interaktion bis in die Mikrokapseln hinein anhält. Man nimmt an, daß die PLGA-MC aus PLGA-Matrizen bestehen, in denen viele kleine Hohlräume verteilt sind, die das Peptid enthalten.

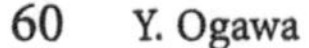

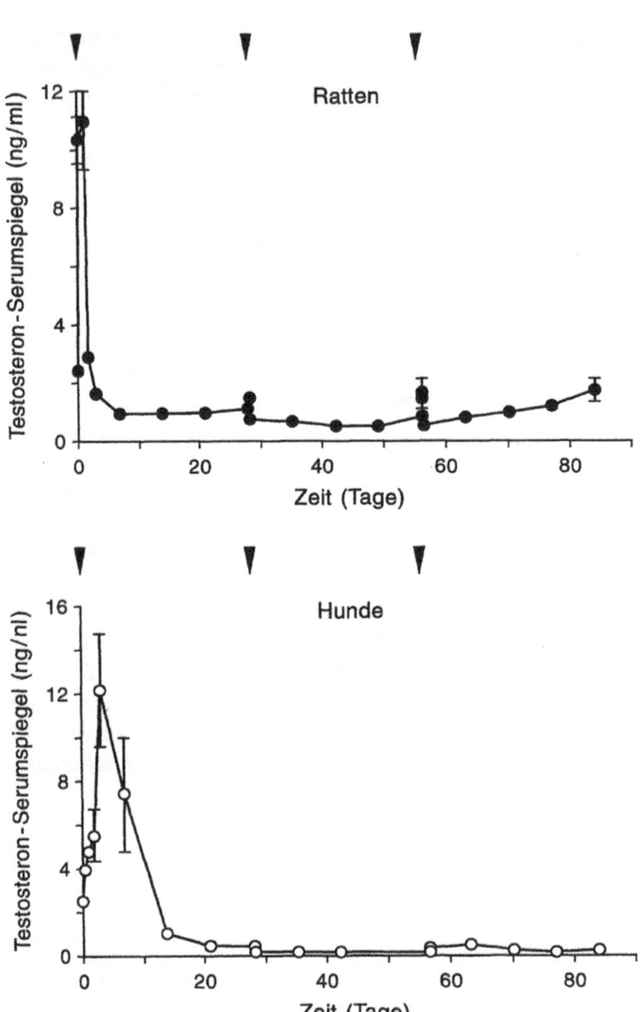

Abb. 5. Testosteron-Serumspiegel in Ratten (3,0 mg/kg) und Beagle (1,5 mg/kg) nach wiederholter subkutaner Injektion von PLGA-MC. Jeder Punkt steht für den Durchschnitt der Ergebnisse bei fünf Tieren mit Standardfehler (Pfeile Zeitpunkte der PLGA-Injektionen)

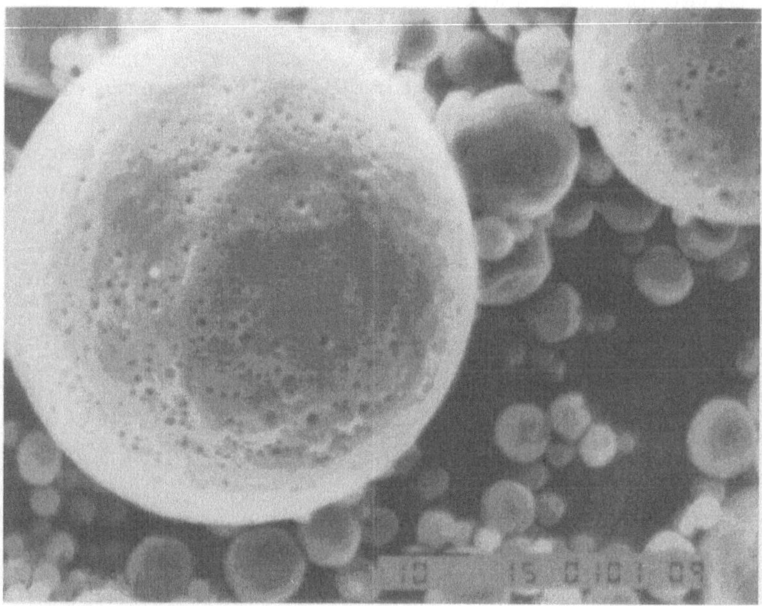

Abb. 6. Elektronenmikrokopische Aufnahme der PLGA-MC

Literatur

Fujino M, Fukuda T, Shinagawa S, Kobayashi S, Yamazaki I, Nakayama R, Seely JH, White WF, Rippel RH (1974) Synthetic analogs of luteinizing hormone releasing hormone (LH-RH) subsituted in position 6 and 10. Biochem Biophys Res Commun 60: 406–413

Ogawa Y, Okada H, Yamamoto M, Shimamoto T (1988a) In vivo release profiles of leuprolide acetate from microcapsules prepared with polylactic acids or copoly(lactic/glycolic) acids and in vivo degradation of these polymers. Chem Pharm Bull (Tokyo) 36: 2576–2581

Ogawa Y, Yamamoto M, Okada H, Yashiki T, Shimamoto T (1988b) A new technique to efficiently entrap leuprolide acetate into microcapsules of polylactic acid or coply(lactic/glycolic) acid. Chem Pharm Bull (Tokyo) 36: 1096–1103

Ogawa Y, Yamamoto M, Takada S, Okada H, Shimamoto T (1988c) Controlled release of leuprolide acetate from polylactic acid or copoly(lactic/glycolic) acid microcapsules: Influence of molecular weight and copolymer ratio of polymer. Chem Pharm Bull (Tokyo) 36: 1502–1507

Ogawa Y, Okada H, Heya T, Shimamoto T (1989) Controlled release of LHRH agonist, leuprolide acetate, from microcapsules: Serum drug level and pharmacological effects in animals. J Pharm Pharmacol 41: 439–444

Okada H, Heya T, Ogawa T, Toguchi H, Shimamoto T (1991) Sustained pharmacological activities in rats following single and repeated administration of once-a-month injectable microspheres of leuprolide acetate. Pharm Res 8: 584–587

Santen RJ, Demers LM, Max DT, Smith J, Stein BS, Glode LM (1984) Long-term effects of administration of a gonadotropin-releasing hormone super agonist analog in men with prostatic carcinoma. J Clin Endocrinol Metab 58: 397–400

Tice TR, Cowsar DR (1984) Biodegradabel controlled-release parenteral systems. Pharm Tech 26: 26–36

Wojciechowski NJ, Carter CA, Skoutakis VA, Bess DT, Falbe WJ, Mickle TR (1986) Leuprolide: a gonadotropin-releasing hormone analog for the palliative treatment of prostatic cancer. Drug Intell Clin Pharm 20: 746–751

Akzeptanz von Leuprorelinacetat zur Behandlung des fortgeschrittenen Prostatakarzinoms

J. HETHERINGTON UND H. TOWNSEND

Einleitung

Die klinische Effektivität des Leuprorelinacetats zur palliativen Behandlung des fortgeschrittenen Prostatakarzinoms ist zwischenzeitlich wohlbekannt (Rizzo et al. 1990, O'Brien et al. 1990, Swanson u. Garnick 1987, Navratil 1990, Bischoff et al. 1990). Die monatliche Depotformulierung (3,75 mg) dieser Substanz sichert eine gute Patientencompliance und eine bequeme Handhabung sowohl für den Patienten als auch für den behandelnden Arzt. Das Depot wird als Suspension subkutan mit einer 23 Gauge Nadel appliziert. Diese Publikation präsentiert eine Zwischenanalyse der Daten einer offenen, einarmigen, multizentrischen klinischen Prüfung. Das Ziel der Studie war, die Akzeptanz des Leuprorelinacetats bei Patienten mit einem fortgeschrittenen Karzinom der Prostata zu überprüfen.

Patienten, Material und Methoden

Patienten

Aufgenommen wurden Patienten mit einem nicht vorbehandelten, histologisch gesicherten, fortgeschrittenen Prostatakarzinom und einer Lebenserwartung von mindestens 3 Monaten. Alle Patienten hatten eine meßbare und/oder auswertbare Erkrankung und einen WHO-Performance-Status von 0 bis 3. Patienten mit anamnestischen Zweitmalignomen (ausgenommen Basalzellkarzinome der Haut), Orchiektomie, einer vorhergehenden oder gleichzeitigen hormonellen oder zytostatischen Behandlung wurden ausgeschlossen. Weitere Ausschlußkriterien bezogen sich auf Krankheiten des zentralen Nervensystems, des Nachweises eines Hepatitisantigens, einer therapeutisch nicht zu beherrschenden Herzinsuffizienz oder Störungen der Leberfunktion (Bilirubin > 20 mmol/l). Alle Patienten gaben ihr Einverständnis vor Aufnahme in die Studie.

Behandlung

Alle Patienten wurden mit Leuprorelinacetat in einer Dosierung von 3,75 mg als monatliche subkutane Applikation auf ambulanter Basis behandelt. Die Behandlung wurde bis um Relaps der Erkrankung oder bis zum Ausscheiden aus der Studie aus irgendeinem anderen Grund fortgesetzt. Akzeptable Gründe für das Ausscheiden aus der Studie waren: (a) der Wunsch des Patienten, (b) intolerable Nebenwirkungen und (c) eine Progredienz der Tumorerkrankung. Nach Maßgabe des behandelnden Arztes konnte zur Kupierung des Flare-Up-Effektes zu Beginn der Leuprorelinacetat-Therapie zusätzlich ein Antiandrogen appliziert werden.

Verlaufsdokumentation

Alle Patienten wurden vor Aufnahme in die Studie einer Eingangsuntersuchung unterzogen. Diese beinhaltete eine ausführliche Anamnese, eine allgemeine Untersuchung, die digitale rektale Untersuchung, das Staging der Tumorerkrankung, den WHO-Performance-Status, die Dokumentation der subjektiven Symptomatik (einschl. Knochenschmerzen und Miktionsschwierig- keiten), die Urinanalyse sowie Untersuchungen zur Hämatologie und klinischen Chemie. Fakultative Untersuchungen waren transrektaler Ultraschall, Computertomographie/Lebersonographie, Knochenszintigraphie und konventionelles Röntgen. Ebenso wurde die Begleitmedikation erfaßt.

Die Patienten stellten sich in einem 4wöchigen Turnus in der Klinik vor, um jeweils die nächste Injektion zu erhalten. Zu jeder Visite wurden eventuelle Nebenwirkungen dokumentiert und zum Zeitpunkt der 4. und 12. Woche wurden die Patienten gebeten, einen Fragebogen zur Dokumentation der Lebensqualität auszufüllen. Die erste eingehende Untersuchung jedes Patienten erfolgte in der 12. Woche. Diese beinhaltete die Beschreibung des klinischen Response, des WHO-Performance-Status, die Beschreibung von Knochenschmerzen und Miktionsschwierigkeiten, die digitale rektale Untersuchung, Urinanalyse sowie Untersuchung zur Hämatologie und klinischen Chemie. Ebenso konnten fakultative Untersuchungen (wie bei der Eingangsuntersuchung beschrieben) zum Einsatz kommen. Jede Veränderung der Begleitmedikation wurde dokumentiert. Für diejenigen Patienten, die weiterhin in der Studie bleiben, wird eine wie oben beschriebene vollständige Untersuchung nach 12monatiger Therapie vorgenommen werden. Zum Zweck dieser Zwischenanalyse wurden die Daten aller auswertbaren Patienten, die 12 Wochen therapiert wurden, verwendet.

Abhängig von Ihrem aktuellen Zustand:

1. Benötigen Sie Hilfe beim Anziehen, Waschen, Essen oder bei der Toilettenbenutzung?
2. Sind Sie in irgendeiner Form beeinträchtigt bei Ihrer Arbeit oder bei der Verrichtung von Tätigkeiten im Haushalt?
3. Haben Sie irgendwelche Probleme bei kurzen Spaziergängen?
4. Haben Sie irgendwelche Probleme beim Heben oder Bücken?

Während der letzten 4 Wochen:

5. Waren Sie nervös oder ängstlich besorgt, mit dem Krankenhaus Kontakt aufzunehmen für die nächste Injektion?
6. Würden Sie froh sein, wenn Ihr Hausarzt oder die Gemeindeschwester Ihnen die Injektion geben würde?
7. Glauben Sie, daß Sie sich die Injektion selber geben könnten?
8. Benötigen Sie eine Behandlung vorhandener Schmerzen?
9. Haben Sie irgendwelche Schlafstörungen?
10. Hat Ihr Zustand zur Beeinträchtigung Ihres familiären oder sozialen Lebens geführt?
11. Hat die medikamentöse Behandlung zu Konflikten mit Ihrer Familie oder Ihrem sozialen Umfeld geführt?

Abb. 1. Fragebogen zur Lebensqualität

Ergebnisse

Die Patientenrekrutierung begann im Mai 1991, aktuell wurden 92 Patienten behandelt, von denen 38 eine 12wöchige Behandlungsdauer erreicht haben.

Ein Patient hatte eine therapeutisch nicht zu beherrschende Herzinsuffizienz. Seine Daten waren nicht auswertbar. Ein weiterer (auswertbarer) Patient schied auf eigenen Wunsch nach 4wöchiger Studiendauer aus. Er berichtete über Schmerzen im rechten Fuß, Schmerzen bei der Defäkation und eine Verschlechterung der Miktionssymptomatik. Diese unerwünschten Ereignisse wurden bzgl. ihrer Kausalität zur Studienmedikation von Seiten des behandelnden Arztes als definitiv nicht im Zusammenhang stehend eingeschätzt. Der Patient schied trotzdem aus der Studie aus. Die geklagte Symptomatik klang vollständig ab. Insgesamt sind also die Daten von 36 Patienten für die Zwischenanalyse auswertbar.

Die Daten der Eingangsuntersuchung dieser Patienten werden in Tabelle 1 zusammengefaßt. Das Durchschnittsalter der Patienten war 73,6 Jahre. Alle hatten ein fortgeschrittenes Prostatakarzinom (Stadium C oder D) und beim größten Teil (47 %) lag ein WHO-Performance-Status von 1 vor. 16 Patienten klagten über Knochenschmerzen zum Zeitpunkt des Studienbeginns (4 stuften

Tabelle 1. Angaben zu Beginn der Behandlung

1. Durchschnittliches Alter			73,7 Jahre	
2. WHO-Performance-Status	0	=	30,5 %	(11)
(n = 36)	1	=	47 %	(17)
	2	=	17 %	(6)
	3	=	5,5 %	(2)
3. Alle Patienten hatten ein Stadium C oder D (fortgeschrittenes bzw. metastasiertes Prostatakarzinom)				
4. Knochenschmerzen	keine	=	56 %	(20)
(n = 36)	leichte	=	11 %	(4)
	mittlere	=	22 %	(8)
	schwere	=	11 %	(4)
5. Miktionsschwierigkeiten	keine	=	44 %	(16)
(n = 36)	leichte	=	17 %	(6)
	mittlere	=	25 %	(9)
	schwere	=	14 %	(5)

diese als leicht, 8 als mittel und 4 als schwer ein). 20 Patienten klagten über Miktionsschwierigkeiten (6 bewerteten diese als leicht, 9 als mittel und 5 als schwer).

Responseraten

Tabelle 2 zeigt das symptomatische Ansprechen (subjektive Parameter) im Therapiezeitraum. 25 % der Patienten berichteten über eine Verbesserung des WHO-Performance-Status, 58 % registrierten keine Veränderung und eine Verschlechterung gaben 17 % der Patienten an.

Von den 16 Patienten mit Knochenschmerzen zum Zeitpunkt des Studieneintritts gaben 14 (87,5 %) eine Besserung der Schmerzen an, kein Patient registrierte eine Verschlechterung seiner Knochenschmerzen. Andererseits entwickelten 3 Patienten Knochenschmerzen, die zum Zeitpunkt des Studieneintritts noch nicht über dieses Symptom klagten.

Von den 20 Patienten mit Miktionsschwierigkeiten zum Zeitpunkt des Studieneintritts registrierten 15 (70 %) eine Verbesserung, während 1 Patient (5 %) eine Verschlechterung seiner Miktionssymptomatik angab. 2 Patienten klagten im Studienverlauf über eine Verschlechterung, die zum Zeitpunkt des Studieneintritts noch nicht präsent war.

Zusammengefaßt ergibt sich eine signifikante Verbesserung der subjektiven Symptomatik der Patienten nach 12wöchiger Therapiedauer mit Leuprorelinacetat. Diese Verbesserung der subjektiven Symptomatik spiegelt sich in der Rate des klinischen Ansprechens nach 12wöchiger Therapiedauer wieder (Tabelle 3).

Tabelle 2. Symptomatisches Ansprechen zum Zeitpunkt der 12. Behandlungswoche

WHO-Performance-Status	Verbesserung	= 25 %
	keine Veränderung	= 58 %
	Verschlechterung	= 17 %
Knochenschmerzen (n = 16)	Verbesserung	= 87,5 %
	keine Veränderung	= 8 %
	Verschlechterung	= 12,5 %
Miktionsschwierigkeiten (n = 20)	Verbesserung	= 75 %
	keine Veränderung	= 5 %
	Verschlechterung	= 20 %

Tabelle 3. Allgemeines klinisches Ansprechen (12. Woche). Keine Angaben von 2 Patienten

Komplette Remission	1	(3 %)
Partielle Remission	25	(73,5 %)
Stabile Erkrankung	2	(6 %)
Progression	6	(17,5 %)
Total	34	(100 %)

Das klinische Ansprechen wurde evaluiert durch Veränderungen der subjektiven Symptomatik, der digitalen, rektalen Untersuchung, des transrektalen Ultraschalls, der Computertomographie, der Lebersonographie, der Knochenszintigraphie, des konventionellen Röntgens und Untersuchungen der klinischen Chemie. Von 2 Patienten fehlt eine Einstufung des klinischen Ansprechens seitens des behandelnden Arztes. Diese Patienten werden weiterverfolgt.

Von den verbleibenden 34 auswertbaren Patienten wurde einer (3 %) als komplette Remission, 25 (73,5 %) als partielle Remission eingestuft. 2 Patienten (6 %) hatten eine stabile Erkrankung, so daß sich eine Gesamtrate des Ansprechens (= keine Tumorprogression) von 82,5 % ergibt. Insgesamt 6 Patienten (17,5 %) hatten eine progressive Tumorerkrankung. Von diesen ließen sich 4 einem Prüfzentrum zuordnen:

Patient 1: Bei diesem Patient lag ein hormoninsensitiver Tumor vor. Die Krankheit verlief progredient unter der Therapie mit Leuprorelinacetat. Sie zeigte eine ungebremste Progression unter einer nachfolgend geänderten hormonellen Therapie. Der Patient wurde zum Schluß mit Strontium therapiert. Er zeigte weiterhin keine Reaktion und starb infolge der progredient verlaufenden Tumorerkrankung.

Patienten 2, 3 und 4: Alle drei Patienten hatten bereits zum Studienbeginn ein sehr weit fortgeschrittenes Tumorstadium. Alle drei reagierten initial sowohl klinisch als auch auf die subjektive Symptomatik bezogen gut auf die

Leuprorelinacetat-Therapie. Trotzdem ließ sich dieses Ansprechen im Knochenszintigramm nicht nachvollziehen. Hier zeigte sich eher eine Verschlechterung des Krankheitsbildes, festgemacht an Zahl und Größe der „Hot Spots".

Unerwünschte Begleiterscheinungen

Unerwünschte Begleiterscheinungen wurden bei allen 38 Patienten (36 Patienten auswertbar, 1 Drop Out, 1 Patient nicht auswertbar). Insgesamt 7 Patienten berichteten über eine Gesamtheit von 10 unerwünschten Ereignissen, welche als definitiv (3 Ereignisse), wahrscheinlich (3 Ereignisse) oder möglich (4 Ereignisse) mit der Studienmedikation im Zusammenhang stehend beurteilt wurden. Die 3 als definitiv bzgl. des Kausalzusammenhangs eingeschätzten Ereignisse waren Hitzewallungen, welche bei 3 unterschiedlichen Patienten gesehen wurden. In allen 3 Fällen waren die Hitzewallungen leicht und die Patienten erholten sich vollständig.

Die 3 Ereignisse, welche als wahrscheinlich auf die Studienmedikation zurückzuführend bewertet wurden (s. Tabelle 4) beinhalteten:

a) Mittelgradiges, perineales Schmerzgefühl, aufgetreten 4–5 Tage post injectionem;
b) leichte Übelkeit, aufgetreten 6 Stunden post injectionem;
c) tiefe rechtsseitige Beinvenethrombose, hinsichtlich des Schweregrads als mittel eingestuft.

In allen Fällen erholten sich die Patienten vollständig.

Die 4 Ereignisse, welche als möglich im Zusammenhang mit der Studienmedikation stehend bewertet wurden, beinhalteten 3 Berichte über Juckreiz und Brennen alter abdomineller Narben nach Injektion des Leuprorelinacetats. Alle 3 Berichte ließen sich auf 1 Patienten zurückführen, sie wurden als leicht eingestuft und hinterließen keine bleibenden Beschwerden. 1 Patient berichtete über eine mittelgradige Verschlechterung der Atemnot. Gleichzeitig trat Vorhofflimmern auf. Das Ereignis klang ohne bleibende Schäden bzw. Beschwerden ab.

Tabelle 4. Unerwünschte Ereignisse

Definitiver Zusammenhang	=	3	3 x Hitzewallungen
Möglicher Zusammenhang	=	3	1 x perineale Schmerzen post injectionem 1 x Übelkeit post injectionem 1 x tiefe rechtsseitige Venenthrombose
Wahrscheinlicher Zusammenhang	=	4	3 x Reaktionen an der Injektionsstelle; alle bei einem Patienten 1 x Atemnot

Insgesamt wurden die Leuprorelinacetat-Injektionen gut toleriert. Kein Patient schied aus der Studie bedingt durch unerwünschte Ereignisse aus.

Lebensqualität

Die Ergebnisse des Fragebogens, welcher auf einer Selbsteinschätzung der Lebensqualität durch die Patienten beruhte, wurden ebenfalls analysiert. Der Großteil der Fragen, welcher als Ansprechen bzw. Stabilisierung der Tumorerkrankung angesehen wurde, spiegelt die niedrige Progressionsrate der Erkrankung wider. 84 % aller Patienten bestätigten, daß sie froh währen, daß ihr Hausarzt oder die Gemeindeschwester die Injektion geben würde. 12 % äußerten, daß sie sich in der Lage fühlen würden, die Injektionen selber zu geben.

Literatur

Akaza H, Aso Y, Koiro K, Fuse H, Isurugi K et al. (1990) Leuprorelin acetate depot: results of a multicentre Japanese trial. J Int Med Res 18 [Suppl 1]: 90–102

Bischoff W and German Peuprorelin study group (1990) 3.75 and 7.5 mg leuprorelin acetate depot in the treatment of advanced prostatic cancer: preliminary report. J Int Med Res 18 [Suppl 1]: 103–113

Navratil H (1990) Preliminary clinical evaluation of leuprorelin acetate depot injection in France, in the management of prostatic cancer. J Int Med Res 18 [Suppl 1]: 69–73

O'Brian A, Hibberd M (1990) Clinical efficacy and safety of a new leuprorelin acetate depot formulation in patients with advanced prostatic cancer. J Int Med Res 18 [suppl 1]: 57–68

Rizzo M, Mazzei T, Mini E, Bartoletti R, Periti P (1990)= Leuprorelin acetate Depot in advanced prostatic cancer: a phase 2 multicentre trial. J Int Med Res 18 [Suppl 1]: 114–125

Swanson LJ, Garnick MB (1987) Hormonal manipulation of cancer. In: Klijn JGM et al. (eds) Peptides, growth factors, and new (anti) steroidal agents. Raven, New York, pp 301–308

Wirksamkeit von Leuprorelinacetat-Depot zur Behandlung des Prostatakarzinoms – Ergebnisse einer Langzeit-Follow-Up-Studie

M. Wiesel, E. Kienle, G. Lübben, D. Mulz
und die Deutsche Leuprorelinstudiengruppe

Einleitung

Die Hormonabhängigkeit des Prostatakarzinoms und das klinische Ansprechen auf den Androgenentzug wurden bereits vor 50 Jahren von Huggins u. Hodges (1941) beschrieben. Ungefähr 80 % der Prostatakarzinome sprechen primär auf androgenablative Maßnahmen an. Bis vor kurzem wurde die Orchiektomie neben der Therapie mit Östrogenen als State of the Art angegeben, obwohl psychologische Probleme im Zusammenhang mit der Orchiektomie und die Möglichkeit schwerer kardiovaskulärer Nebenwirkungen durch die Östrogentherapie bekannt und in der Literatur ausführlich beschrieben wurden (Bailar u. Byar 1970; The Leuprolide Study Group 1984). Aus dem Jahre 1976 datiert die erste Beobachtung, daß ein Analogon des nativen GnRH, Leuprorelin, zur Behandlung hormonabhängiger Tumoren eingesetzt werden konnte (Johnson et al. 1976). Seit dieser Zeit wurden viele Analoga synthetisiert und nachfolgend in der Behandlung des Prostatakarzinoms (O'Brien et al. 1992; Fornara 1992) und anderer hormonabhängiger benigner (Cirkel et al. 1992; Gerhard et al. 1992) und maligner Erkrankungen (Dowsett et al. 1992) klinisch geprüft. Bei Patienten mit fortgeschrittenem Prostatakarzinom haben die GnRH-Analoga den Wirksamkeitsbeweis angetreten, daß sie bezüglich ihrer Wirksamkeit mit den etablierten endokrinen Therapieformen einschließlich der Orchiektomie und der oralen Östrogenbehandlung keinen Vergleich scheuen müssen. Betrachtet man die Zeit bis zur Tumorprogression und die mediane Überlebenszeit als Hauptparameter des Ansprechens des Tumors auf die Therapie, so resultieren Ergebnisse, die denen nach Orchiektomie oder unter Diethylstilböstrol-Therapie gleichen (Bailar u. Byar 1970; Smith 1984; Soloway 1984; Turkes et al. 1987, Sharifi et al. 1985). Zur Verbesserung der Compliance, d. h. um keine täglichen Injektionen mehr geben zu müssen, wurde die Depotformulierung des Leuprorelinacetats entwickelt. Die Grundlage dieser Depotformulierung bildet die Einbettung des Leuprorelinacetats in ein abbaubares Copolymer aus Milch- und Glykolsäure (Ogawa 1992; Toguchi 1992). Die Substanz wird angeboten als lyophilisierte Microsphären. Nach Auflösung in einem speziellen Suspensionsmittel wird die milchige, dünnflüssige Lösung subkutan mit einer 25-Gauge-Nadel monatlich injiziert. Wir berichten im Folgenden über die Ergebnisse dieser prospektiven klinischen Studie bezüglich der Sicherheit und Wirksamkeit des Leuprorelinacetat Depots im Langzeitverlauf.

Patienten und Methoden

205 nicht vorbehandelte Patienten mit einem fortgeschrittenen Prostatakarzinom wurden in diese offene, prospektive, multizentrische Studie aufgenommen, um zu überprüfen, ob Leuprorelinacetat als Depotformulierung in einer Dosierung von 3,75 mg monatlich injiziert in der Lage sein würde, den Testosteronspiegel in den Kastrationsbereich (< 50 ng/dl) zu senken, und auch während es gesamten Beobachtungszeitraums von 45 Monaten in diesem Kastrationsbereich zu halten. Alle Patienten wurden mit einer Dosisstärke von 3,75 mg therapiert. Spiegel des Testosterons (T), Dihydrotestosterons (DHT), des luteinisierendes Hormons (LH), des follikelstimulierenden Hormons (FSH) sowie des Leuprorelinacetats wurden vor dem Behandlungsbeginn, nach 1 Monat und fortlaufend auf 3monatiger Basis bestimmt. Die Tumorklassifikation folgte dem TNM-System für maligne Tumoren (International Union Against Cancer 1987). Die Patienten wurden so lange im Rahmen der Studie therapiert, wie sie klinisch von der Therapie profitierten und/oder die Testosteronspiegel im Kastrationsbereich lagen. Das Alter der aufgenommenen Patienten reichte von 47 bis 90 Jahren; das durchschnittliche Alter betrug 73 ± 9 Jahre. Die durchschnittliche Größe der Patienten wurde mit 172 ± 6 cm, das durchschnittliche Körpergewicht mit 73,4 ± 10 kg angegeben. Die Einschlußkriterien waren: zytologisch oder histologisch gesichertes Prostatakarzinom im fortgeschrittenen Tumorstadium, keine hormonale oder radiotherapeutische Vorbehandlung, eine Lebenserwartung > 3 Monate und ein WHO-Performance-Status von ≤ 2. Um das Risiko eines Tumorflares bei den Risikopatienten zu minimieren, wurde eine Vorbehandlung mit Antiandrogenen empfohlen und erlaubt. Die Injektionen mit Leuprorelinacetat starteten am Tag 0. Eine Kontrolle fand nach dem 1. Therapiemonat statt, und danach auf 3monatlicher Basis. Folgende Verfahren bzw. Untersuchungen kamen zum Einsatz: körperliche Untersuchung, Performance-Status nach WHO, Knochenszintigraphien, Staging nach EORTC-Kriterien, Parameter des klinischen Labors (Hämatologie und klinische Chemie), alkalische und prostataspezifische saure Phosphatase, prostataspezifisches Antigen (PSA) und Bestimmung der Serumspiegel von Testosteron, DHT, LH, FSH und Leuprorelinacetat.

Ergebnisse

102 Patienten wurden in Monotherapie behandelt. Die restlichen Patienten wurden einer Kombinationsbehandlung mit einem Antiandrogen zur Prävention des Flare-Up oder einem konkomitierenden zytostatischen Therapieregime unterzogen, um starke metastatisch bedingte Knochenschmerzen während der Flare-Up-Periode günstig zu beeinflussen.

133 Patienten schieden während der 45monatigen Beobachtungsdauer aus der Studie aus, hauptsächlich wegen Progression des Tumorleidens oder Tod (Tabelle 1).

Testosteron (T), Dihydrotestosteron (DHT) und Gonadotropinspiegel

Der mediane Testosteronspiegel vor Therapiebeginn betrug 350 ng/dl, er fiel auf 21 ng/dl nach 4 Wochen und lag dann während der ganzen Beobachtungsdauer von 45 Monaten im Kastrationsbereich (Abb. 1). Die Serumspiegel des DHT fielen von 46 auf 8,4 ng/dl nach 4wöchiger Behandlungsdauer. Sie fielen noch weiter auf einen Wert von 6,5 ng/dl nach 45 Monaten (Abb. 1). Parallel wurden entsprechende Veränderungen der Gonadotropinspiegel (LH und FSH) beobachtet. Die Serumspiegel von LH und FSH fielen von einem prätherapeutischen Niveau von 4,7 bzw. 7,3 U/l auf 0,6 bzw. 2,9 U/l nach 4 Wochen. Es konnte eine noch ausgeprägtere Suppression (0,5 bzw. 3,9 U/l) nach 45monatiger Beobachtungsdauer demonstriert werden (Abb. 2).

Im Langzeitverlauf konnte anhand der Testosteron-, DHT-, LH- und FSH-Serumspiegel über eine 78monatige Beobachtungsperiode eindrucksvoll gezeigt werden, daß weder eine Toleranzproblematik noch eine nachlassende Effektivität der monatlichen Leuprorelinacetatinjektionen auftraten (Abb. 3 und 4).

Tabelle 1. Gründe für ein vorzeitiges Ausscheiden aus der Studie (Mehrfachnennungen möglich)

(Vorzeitiges Ausscheiden n=133 [64,9 %]		Patienten n=205 abs.	%
Tod		70	34,1
Tumorprogression		61	29,8
unerwünschte Ereignisse		7	3,4
Kausaler Zusammenhang mit der Studienmedikation	ja	2	1,0
	fraglich	1	0,5
	nein	2	1,0
	K.A.	2	1,0
Schlechte Compliance		25	12,2
Orchiektomie oder Orchiektomie geplant		16	7,8
Andere Gründe		16	7,8

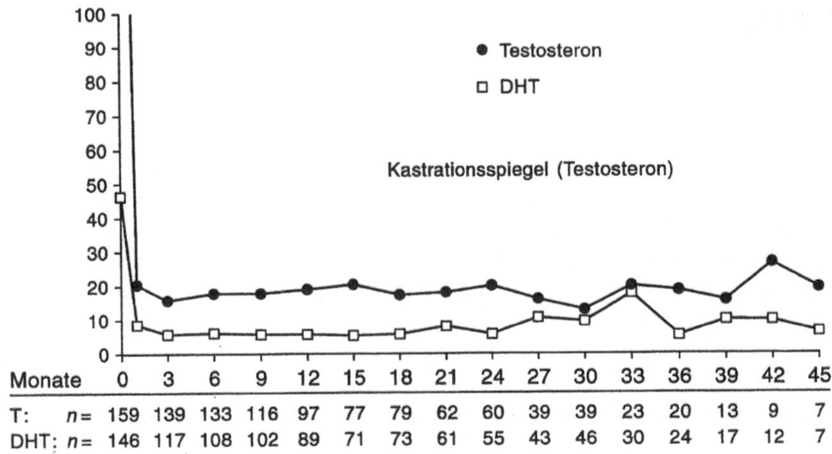

Abb. 1. Serum-Testosteron und DHT-Spiegel (3,75 mg s.c.; n=205; ng/dl; Medianwerte)

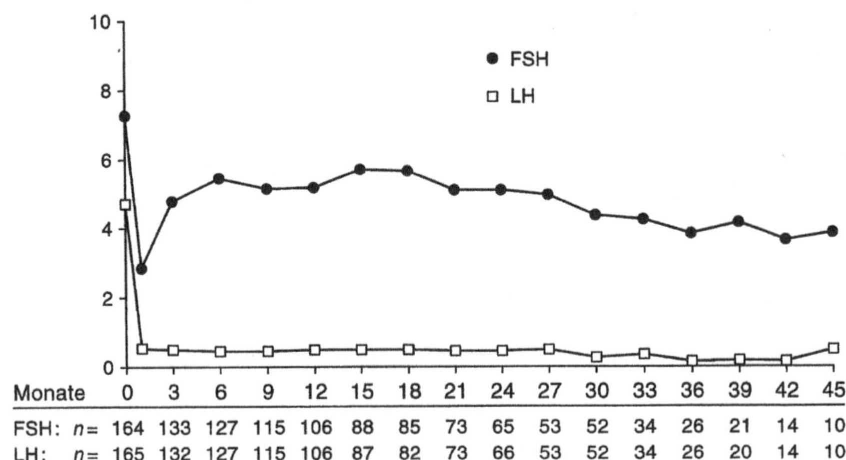

Abb. 2. Serum-FSH und LH-Spiegel (3,75 mg s.c.; n=205; U/l; Medianwerte)

Objektives Ansprechen

Tabelle 2 subsummiert die verfügbaren Daten des objektiven Ansprechens vom 3. Behandlungsmonat bis zum 45. Monat. Im 3. Behandlungsmonat konnte ein objektives Ansprechen bei 197 behandelten Patienten klassifiziert werden. 4 Patienten (2 %) wurden als komplette und 61 Patienten (31 %) als partielle Remission eingestuft. 112 Patienten (56,9 %) zeigten eine Stabilisation ihrer

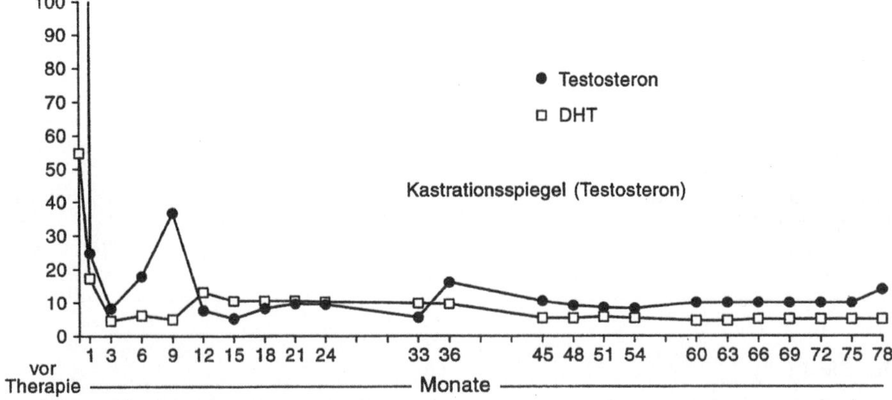

Abb. 3. Langzeit-Follow-up der Plasma-Testosteron- und DHT-Spiegel (ng/dl; Medianwerte)

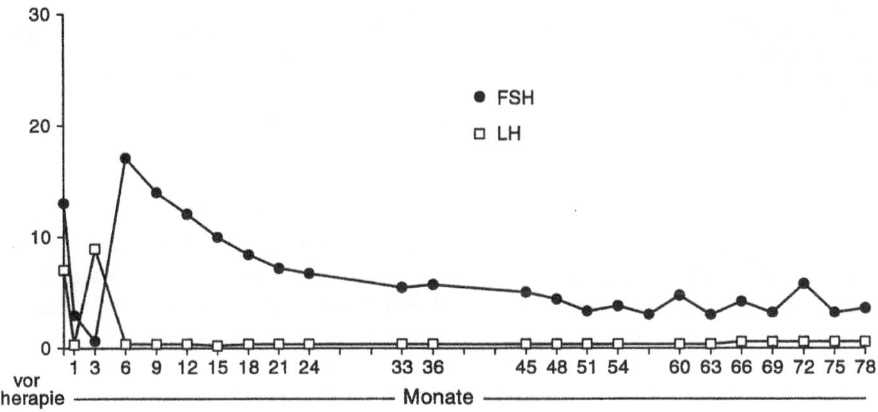

Abb. 4. Langzeit-Follow-up der Plasma-LH- und FSH-Spiegel (U/l)

Tumorerkrankung während hingegen 13 Patienten (6,6 %) eine Progression aufwiesen. Für 7 Patienten (3,6 %) waren diesbezüglich keine Daten vorhanden. Im 45.Beobachtungsmonat war dann die Datengrundlage deutlich reduziert (32 Patienten).

Dies unterstreicht, daß im Therapieverlauf die Zahl der progredient verlaufenden Erkrankungen deutlich zunimmt, wie das bei allen hormonellen Therapien des Prostatakarzinoms der Fall ist (Tabelle 2a). Es ist wichtig hervorzuheben, daß die Resultate in Bezug auf das klinische Ansprechen der unter Monotherapie stehenden Patienten vergleichbar war mit denen, die eine

Tabelle 2. Objektives Ansprechen (alle Patienten)

	Monate							
	3		6		12		24	
	n = 197		n = 181		n = 152		n = 106	
	abs.	%	abs.	%	abs.	%	abs.	%
Komplette Remission	4	2,0	0	0,0	14	92	14	13,2
Partielle Remission	61	31,0	71	39,2	46	30,3	24	22,6
Stabilisation	112	56,9	0	0,0	71	46,7	57	53,8
Progression	13	6,6	14	7,7	16	10,5	9	8,5
K.A.	7	3,6	0	0,0	5	3,3	2	1,9

Tabelle 2a

	Monate							
	30		36		42		45	
	n = 75		n = 58		n = 35		n = 32	
	abs.	%	abs.	%	abs.	%	abs.	%
Komplette Remission	5	6,7	3	5,2	3	8,6	3	9,4
Partielle Remission	22	29,3	17	29,3	6	17,1	6	18,8
Stabilisation	37	49,3	24	41,4	14	40,0	8	25,0
Progression	9	12,0	9	15,5	6	17,1	8	25,0
K.A.	2	2,7	5	8,6	6	17,1	7	21,9

Kombinationstherapie erhielten: Insgesamt konnten 99 behandelte Patienten zum 3. Behandlungsmonat ausgewertet werden. 3 Patienten (3 %) wurden als komplette, 22 (22,2 %) als partielle Remission eingestuft, 66 Patienten (66,7 %) zeigten eine Stabilisierung, 3 Patienten (3 %) zeigten eine Progression, und für 5 Patienten (5,1 %) lagen diesbezüglich keine Daten vor (Tabelle 3).

Die sogenannten „Best Response“ wurde definiert als das beste Ansprechen während des gesamten Behandlungsverlaufs. Betrachtet man diese „Best Response“ für alle 205 Patienten, so findet sich eine Progression bei 3 Patienten (1,5 %), eine Stabilisierung bei 70 (34,1 %), eine partielle Remission bei 102 (49,8 %) und eine komplette Remission bei 22 (10,7 %) der Patienten. Für 8 Patienten (3,9 %) waren keine Daten vorhanden (Tabelle 4).

Betrachtet man auch hier die „Best Response“ für die Patienten, die unter Monotherapie standen, so finden sich die folgenden Einstufungen: Progression bei 2 Patienten (2 %), Stabilisation bei 41 (40,2 %), partielle Remission bei 42 (41,2 %) und eine komplette Remission bei 14 (13,7 %), während indessen keine Daten für 3 (2,9 %) der Patienten vorlagen (Tabelle 4).

Es zeigt sich, daß in Bezug auf die „Best Response“ beide Subgruppen vergleichbare Resultate liefern (Tabelle 4).

Die mediane Zeit bis zur Tumorprogression betrug 12 (15 ± 11) Monate (Tabelle 5). Die mediane Überlebenszeit nach Kaplan-Meier in diesem Lang-

Tabelle 3. Objektives Ansprechen (Monotherapie)

	Monate							
	3		6		12		24	
	n = 99		n = 91		n = 85		n = 67	
	abs.	%	abs.	%	abs.	%	abs.	%
Komplette Remission	3	3,0	5	5,5	8	9,4	12	17,9
Partielle Remission	22	22,2	31	34,1	29	34,1	15	22,4
Stabilisation	66	66,7	49	53,8	43	50,6	37	55,2
Progression	3	3,0	2	2,2	3	3,5	2	3,0
K.A.	5	5,1	4	4,4	2	2,4	1	1,5

Tabelle 3a

	Monate							
	30		36		42		45	
	n = 54		n = 42		n = 25 n = 7		n = 23	
	abs.	%	abs.	%	abs.	%	abs.	%
Komplette Remission	5	9,3	3	7,1	3	12,0	3	13,0
Partielle Remission	12	22,2	12	28,6	2	8,0	3	13,0
Stabilisation	31	57,4	19	45,2	12	48,1	8	34,8
Progression	5	9,3	4	9,5	5	20,0	5	21,7
K.A.	1	1,9	4	9,5	3	12,0	4	17,4

Tabelle 4. „Best Response"

	Komplette Remission		Partielle Remission		Stabilisation		Progression		K.A.	
	abs.	%	abs.	%	abs.	%	abs.	%	abs.	%
Leuprorelin Depot 3,75 mg; s.c., n = 205	22	10,7	102	49,8	70	34,1	3	1,5	8	3,9
Leuprorelin Depot Monotherapie 3,75 mg; s.c., n = 102	14	13,7	42	41,2	41	40,2	2	2,0	3	2,9
Leuprorelin Depot plus Flutamid 3,75 mg; s.c., n = 71	7	9,9	40	56,3	20	28,2	0	0,0	4	5,6

Tabelle 5. Zeit bis zur Tumorprogression. Mittelwert: 15 ± 11 (SD); Medianwert: 12; n = 98

Monate	1	3	6	9	12	15	18	21	24	27	30	33	36	45
Leuprorelin Depot 3,75 s.c., n = 205	6	10	11	6	6	5	6	4	10	2	1	4	1	1

Tabelle 6. Mediane Überlebenszeit (Nach Kaplan-Meier)

	Mediane Überlebenszeit (Monate)
Monotherapie Leuprorelin Depot Dosierung 3,75 mg, s.c., n = 102	42,5
Kombinationsbehandlung mit Flutamid Dosierung 3,75 mg s.c., n = 71	33,0
Kombinationsbehandlung mit anderen Antiandrogenen und zytostatische Begleitbehandlung Dosierung 3,75 mg s.c., n = 103	30,9

zeit-Follow-Up ist aus Tabelle 6 ersichtlich. Die Tabelle bezieht 102 Patienten mit der Monotherapie und 103 Patienten mit einem Kombinationsregime ein. Die mediane Überlebenszeit betrug 42,5 Monate für die Patienten unter Monotherapie und 30,9 Monate für die Patienten, die ein Kombinationsregime erhielten. Diese auffällige Differenz bezogen auf die mediane Überlebenszeit könnte ihre Erklärung dahingehend haben, daß Patienten mit einem akzelerierteren Tumorstadium und einem schlechteren Zustand von Anfang an dem Kombinationsregime zugeführt wurden, so daß hier ein gewisser Bias resultiert. Betrachtet man die beiden Tumormarker, die prostataspezifische saure Phosphatase (PAP) und das prostataspezifische Antigen (PSA), so findet man fallende Werte im Behandlungsverlauf im Falle eines primären Ansprechens des Tumors auf die Therapie.

Unerwünschte Begleiterscheinungen

Während der 45monatigen Beobachtungsperiode gaben die meisten Patienten 1 oder mehrere unerwünschte Ereignisse an. Das häufigste unerwünschte Ereignis, über welches geklagt wurde, waren Hitzewallungen und Schwitzen. Diese unerwünschte Begleiterscheinung basiert auf der pharmakodynamischen Wirkung des GnRH-Analogons (Entzug des männlichen Geschlechtshormons). Weitere unerwünschte Begleiterscheinungen waren Müdigkeit (15 %), Kopfschmerzen (5 %), lokale Schmerzempfindung an der Injektionsstelle (4,4 %) und weitere unerwünschte Begleiterscheinungen mit deutlich seltenerem Vorkommen.

Die unerwünschte Begleiterscheinung „Müdigkeit" muß auf dem Hintergrund der Patientenpopulation gesehen werden. Es handelt sich um ältere Männer mit einem fortgeschrittenen Tumorleiden. Die Müdigkeit muß also ebenfalls auf der Tatsache der zugrundeliegenden Erkrankung gesehen werden. Während der Beobachtungsperiode starben insgesamt 70 Patienten. In keinem Fall wurde der Tod eines Patienten mit der GnRH-Analogon-Therapie in Zusammenhang gebracht (Tabelle 7).

Tabelle 7. Todesfälle; Bewertung der Kausalzusammenhänge (Mehrfachnennungen möglich)

		Todesfälle n = 70 abs.	%
Zusammenhang mit dem GnRHa-Analogon	nein	44	62,9
	ja	0	0,0
	unbekannt	1	1,4
	K.A.	25	35,7
Zusammenhang mit der Grunderkrankung	nein	25	35,7
	ja	18	25,7
	unbekannt	3	4,3
	K.A.	24	34,3
Zusammenhang mit der Begleitmedikation	nein	39	55,7
	ja	0	0,0
	unbekannt	6	8,6
	K.A.	25	35,7

Pharmakokinetische Resultate

Die Plasmaspiegel des Leuprorelinacetats wurden über den gesamten 45monatigen Beobachtungszeitraum gemessen. Sieht man sich die entsprechende Graphik genauer an, so findet man einen initialen Burst-Effekt, der nach jeder Depotinjektion auftritt. Nach 2 Tagen stellt sich bereits ein Fließgleichgewicht (Steady State) ein. Über den gesamten 45monatigen Beobachtungszeitraum liegen die Leuprorelinacetatspiegel in einem konstanten therapeutisch effektiven Bereich. Es ist weiterhin wichtig, daß keine Kumulationen auftraten. Zusammengefaßt ergibt sich, daß monatliche subkutane Injektionen von 3,75 mg Leuprorelinacetat Depot therapeutische Spiegel auch bei Langzeitanwendung garantierten (Abb. 5).

Diskussion

Die vorgelegten Daten zeigen, daß die Depotformulierung des Leuprorelinacetats in einer Dosierung von 3,75 mg pro Monat eine wirksame Behandlungsform des fortgeschrittenen Prostatakarzinoms darstellt. Es findet sich eine ausgeprägte Suppression des Serum-Testosteronspiegels in den Kastrationsbereich und ebenso konnte eine ausgeprägte Senkung der Serumspiegel von DHT, LH und FSH dokumentiert werden. Für alle genannten Parameter ist charakteristisch, daß nach einem initialen Flare-Up nach der allerersten In-

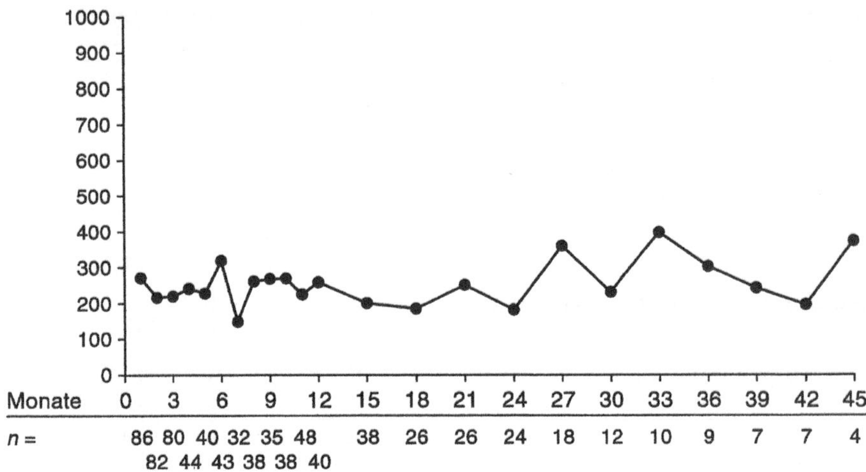

Abb. 5. Serum-Leuprorelin-Spiegel (3,75 mg s.c.; n=151; ng/dl; Medianwerte)

jektion alle Hormonspiegel abfallen und im Langzeitverlauf eine konstante Suppression aufweisen. Der sog. Burst-Effekt, d. h. die schnelle Freisetzung hoher Leuprorelinacetatkonzentrationen nach jeder Injektion ist charakteristisch für die Depotformulierung.

Dies führt weder zur Entwicklung einer Toleranzproblematik noch hat es therapeutische Konsequenzen oder bedingt unerwünschte Begleiterscheinungen. Unter Behandlung mit der Depotformulierung traten keine schwerwiegenden unerwünschten Begleiterscheinungen auf. Dem Präparat konnte eine exzellente Compliance und eine einfache Handhabung bescheinigt werden. Ebenso hat das Präparat den Beweis angetreten, daß es auch bei Langzeitapplikation über Jahre nichts an seiner Wirksamkeit einbüßt. Leuprorelinacetat Depot kann als echte Alternative zur bilateralen Orchiektomie zur Langzeitbehandlung von Prostatakarzinompatienten empfohlen werden.

Literatur

Bailar JC III, Byar DP (1970) Estrogen treatment for cancer of the prostate. Early results with 3 doses of diethylstilbestrol and placebo. Cancer 26: 257

Cirkel U et al. (1992) Experience with Leuprorelin Acetate Depot in the Treatment of Fibroids: A German Multicentre Study. Int J Drug Therapy 14 [Suppl. A]

Dowsett M et al. (1992) Clinical and Endocrine Effects of Leuprorelin Acetate in Pre- and Postmenopausal Patientes with Advanced Breast Cancer. Int J Drug Therapy 14 [Supp. A]

Fornara P (1992) Multicenter-Studie mit Enantone Monats-Depot-Langzeitverlaufskontrolle. In: Endokrine Therapie des fortgeschrittenen Prostatakarzinoms. Springer Berlin Heidelberg New York Tokyo

Gerhard I et al. (1992) Treatment of Endometriosis with Leuprorelin Acetate Depot: A German Multicentre Study. Int J Drug Therapy 14 [Supp. A]

Huggins C, Hodges CV (1941) Studies on Prostatic Cancer II. The effect of Castration, Estrogen and Androgen Injections on Serum. Cancer Research 1: 293

International Union Against Cancer (1987) TNM Classification of Malignant Tumours. 4th fully revised ed. Springer Berlin Heidelberg New York Tokyo

Johnson E, Seely J, White W, De Sombre E (1976) Endocrine-dependent rat mammary tumor regression: use of gonadotropin releasing hormone analog. Science 194: 329–30

O'Brien A, Grainger R, Butler MR (1992) Experience with Leuprorelin Acetate as a Depot Formulation for Prostate Cancer in a Long-Term Follow-Up Study. In: Endokrine Therapie des fortgeschrittenen Prostatakarzinoms. Springer Berlin Heidelberg New York Tokyo

Ogawa Y (1992) Monthly microcapsule-depot form of LHRH agonist, leuprorelin acetate (Enantone Depot): Formulation and pharmacokinetics in animals. Eur J Hosp Pharm Vol 2, No. 4

Sharifi R, Lee M, Ojeda L, Ray P, Stobnicki M, Guinan P (1985) Comparison of leuprolide and diethylstilbestrol for stage D2 adenocarcinoma of prostate. Urology 26: 117

Smith JA Jr (1984) Androgen suppression by a gonadotropin releasing hormone analogue in patients with metastatic carcinoma of the prostate. J Urol 131: 1110

Soloway MS (1984) Newer methods of hormonal therapy for prostate cancer. Urology 24 [Suppl 5]: 30

The Leuprolide Study Group (1984) Leuprolide versus diethylstilbestrol for metastatic prostate cancer. New Engl J Med 311: 1281

Toguchi H (1992) Formulation Study of Leuprorelin Acetate to Improve Clinical Performance. Int J Drug Therapy 14 [Supp. A]

Turkes AO, Peeling WB, Griffiths K (1987) Management of patients with advanced carcinoma of the prostate: a randomized phase III trial of zoladex against castration by the British Prostate Group. In: Motta M, Serio M (eds) Hormonal Therapy of Prostatic Diseases. Medicom